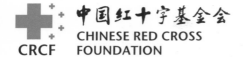

CHINESE RED CROSS
FOUNDATION

# 健康北京
## 十五年

### 历史回顾与未来发展

FIFTEEN YEARS OF
**HEALTHY BEIJING**

北京健康城市建设促进会　著

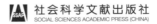

社会科学文献出版社
SOCIAL SCIENCES ACADEMIC PRESS (CHINA)

# 目 录

# 第一章
## 健康北京的价值分析

　　城市化是当今人类社会发展的趋势。传统城市化的迅速发展，一方面促进了经济繁荣、社会发展；另一方面也给城市资源环境造成了巨大压力，引发了人口膨胀、环境污染、交通拥堵、住房紧张、资源短缺等一系列问题，对人类健康产生了巨大威胁。自1986年以来，为摒弃源于西方国家的高消耗、高污染、高浪费、低经济效益、低生态效益、低社会效益的传统工业生产方式带来的"城市病"对人类社会生存发展造成的严重危机，世界卫生组织提出了建设健康城市这一新的生存战略。健康城市是对传统城市发展模式的重大变革，是根治城市病蔓延和发展的最佳途径，是提升人类健康水平的根本出路，也是世界各国城市发展的必然趋势。

　　随着健康城市概念的明晰化，世界卫生组织欧洲地区办公室于1986年发起了"健康城市建设项目"，力图将"2000年人人健康"和《渥太华宪章》所提到的"健康促进策略"转化为可操作的实践模式。这一健康城市规划运动首先在加拿大多伦多和欧洲城市得到积极响应，随后在世界各地掀起热潮，参加健康城市项目的城市由最初的11个增加到2008年的4000多个，且数量还在不断攀升。1994年，中国开始与世界卫生组织就健康城市项目展开合作，在北京市东城区、上海市嘉定区开展健康城市规划研究工作。由此，我国正式加入健康城市规划运动。北京的东城区和西城区因良好的创建基础被选为健康城市试点，使北京的城市建设开始在区级层面引入"健康城市"概念。但是，北京健康城市建设真正全面铺开、蓬勃兴起，是以中国医药卫生事业发展基金会理事长王彦峰教授2006年向北京市委市政府提出"筹备奥运与健康城市建设相结合"的建议为正式开端，健康城市建设及相关工作由此在北京市步入快车道。截至 2020 年，北京市全市范围内的健康城市建设已历经 15 年。回顾北京健康城市建设的 15 年历程，结合"十二五""十三五"规划，以五年为一阶段，将北京健康城市建设分为健康北京建设起步阶段、健康北京建设全面发展阶段、健康北京建设快速发展阶段，从实践活动开展、政策文件支持和理论研究探索三个方面总结健康北京建设工作，已经具备充分的基础和条件，恰逢其时。

# 一 健康北京建设起步阶段（2006~2010年）

## （一）实践活动开展

2001 年 7 月 13 日 22 时，从在莫斯科举行的国际奥委会第 112 次全会上传来振奋人心的好消息：国际奥委会主席萨马兰奇宣布中国申办奥运会成功，获得 2008 年第 29 届夏季奥运会举办权。这是一个崭新的开始，也是一项前所未有的艰巨任务。这一任务历史性地选择了中国北京，中国必须举全国之力高水平地完成。

此后，中国进入了迎接奥运会的时间。党中央抓住重点，关注文化基础设施建设，推进体育事业快速发展，在各地普遍开展全民健身运动，努力提高全民的健康水平。党的十六大报告提出："加强文化基础设施建设，发展各类群众文化。积极推进卫生体育事业的改革和发展，开展全民健身运动，提高全民健康水平。努力办好二○○八年奥运会。"[1] 为此，北京市政府努力做好奥运会筹备工作。从 2001 年 12 月至 2006 年 6 月，奥运会筹备经历了组建奥运会组织领导机构，制定并实施《奥运行动规划》，制订完成北京奥运会总体工作计划，与国际奥委会协调委员会正式建立工作联系，并就场馆建设、市场开发和竞赛项目等问题进行磋商，全面落实奥运会比赛场馆、设施的前期工作和施工准备，建造环保设施、城市基础设施及一

---

[1] 《改革开放三十年重要文献选编》下，人民出版社，2008，第 1261 页。

批文化、旅游设施等，做好一系列前期准备工作。奥运会场馆建设、市场开发和宣传、志愿者招募和培训、运动会服务、竞赛组织和技术保障等所有与举办奥运会相关的工作都进入了全面开展阶段。按照"安全、质量、工期、功能、成本"五统一的要求，奥运会工程建设顺利推进。全市人民在党中央、国务院和北京市委市政府的领导下，以邓小平理论和"三个代表"重要思想为指导，认真落实科学发展观，紧紧围绕"新北京 新奥运"的战略构想，不断创新体制，调整结构，优化环境，加强管理，全面发展，取得了不错的成就。首都经济持续、快速、协调、健康发展；科技、教育、卫生稳步发展，社会事业全面进步；城市建设步伐加快，服务能力显著提升；改革开放深入推进，发展环境不断优化；城乡居民收入大幅增加，人民生活水平显著提高；社会主义精神文明建设取得新进展，民主法制建设进一步加强。这些都为"健康奥运"奠定了良好基础。

1. "健康奥运，健康北京——全民健康活动"

"给中国一个机会，还世界一个奇迹。"这是中国申办奥运会时的口号。当"机遇"终于来临时，靠什么给世界带来"奇迹"？2006年5月，中国医药卫生事业发展基金会理事长王彦峰向北京市委市政府提出，筹备奥运会应和健康城市建设相结合，并倡议在全市开展"健康奥运，健康北京——全民健康活动"。这样，奥运会申办过程中被调动起来的市民热情，就有了可以倾力投入的关注点和落脚点。该活动迅速得到北京市委市政府的大力支持，被列为筹备奥运会的重要项目。2007年4月，北京市政府正式启动了"健康奥运，健康北京——全民健康活动"。北京市由此正式进入全市范围的健康城市建设时期。"健康奥运，健康北京——全民健康活动"是"迎奥运、讲文明、树新风"的一项重要活动，是保障奥运会成功的一项重要工作，在动员全民做好公共卫生工作、荡涤危害身心健康的陈规陋习、增强健康观念、提高健康素质、做好奥运会和残奥会的医疗卫生安全保障，以及转变医疗卫生工作模式等方面做了大量工作。"健康奥运，健康北京——全民健康活动"主要涉及健康教育、健康干预、健康促进3大类19项工程。

（1）在健康教育方面，把健康知识教给群众，是"健康奥运，健康北京——全民健康活动"的首要任务。统计数字显现的情况触目惊心。比如，在当时的北京市成年人中，男性吸烟率为57%，有25%的人日均饮酒量超过50毫升，46%的人缺乏体育锻炼。在居民日常饮食中，食用油和食用盐的用量严重超标。城市居民人日均盐摄入量为11克，近国际标准的2倍；农村居民人日均盐摄入量为17克，近国际标准的3倍。北京市慢性病监测调查显示，以上因素导致北京市的成年人中有一半以上超重或肥胖，高血压患病率高达29%，血脂异常患病率达31%，糖尿病患病率为6.6%。

为此，北京市政府和中国医药卫生事业发展基金会联合，在全市开展"健康奥运，健康北京——全民健康活动"健康促进工作。在市政府的组织下，一批院士、教授等权威专家结合首都市民营养状况和疾病状况，编写了一本实用健康书籍——《首都市民健康膳食指导》，目的是希望借助政府的指导，帮助居民"限制盐罐子""管好油瓶子""扩大粮袋子""丰富菜篮子""迈出大步子"，改变市民的一些不健康生活方式，使其少患病、不患病。对此，北京市政府通过发放健康大礼包的形式，由6000余名北京邮递员把《首都市民预防传染病手册》《首都市民健康膳食指导》以及体重指数速查卡陆续送到500万个市民家庭。此外，北京市卫生局、北京市中医药管理局和国家疾病预防控制中心还组织全国一流医学专家编写了内容直观生动、贴近生活、贴近奥运、实用性强的《首都市民中医指南》《奥运健康手册》《预防艾滋病读本》等小册子，共1560万册，并免费送到各家各户和为奥运会服务的宾馆、饭店、奥运村及奥运场馆。市民通过阅读手册，一方面可以学习防病保健、急救互救知识和技能；另一方面还能了解奥运信息、领会奥运礼仪。为帮助市民学习和掌握健康知识，北京市卫生局建立了每日卫生防病信息会商制度，对与本市有关的疫情和健康危险因素进行评估，并通过新闻媒体及时向市民发布健康预警信息和防范措施。

从2009年10月至2010年12月，北京医学会所属各专业委员开办了"权威专家健康大讲堂"，为市民进行常见病、多发病的诊治与预防科普；组织了"医学专家健康指导进社区"活动，让医学专家给百姓做面对面的专业指导，使百姓学会正确测血压、正确测血糖、正确刷牙方法、做少盐少油食物、科学锻炼，掌握各种慢性病的预防要点等；开展了 10 场"百姓走进健康广场"活动，以大型专家健康咨询为主要形式，进行各种慢性病的专项咨询与指导等。北京医学会在此基础上以权威专家讲课内容为主要蓝本，整理编写了一套"健康科普精品系列读本"，作为百姓日常生活中的健康指导手册，努力使每一个北京人都拥有健壮的身体、聪慧的头脑、有力的心脏、稳定的血压、平和的心态、明亮的眼睛、长寿的生命。

《北京日报》、《北京晚报》、北京电视台、北京人民广播电台、《北京青年报》、《北京晨报》、千龙网、搜狐网、新浪网等各大媒体也纷纷开设"健康奥运 健康北京"专栏，举办电视大讲堂，组织专题讲座，开展有奖征文、知识竞赛，向市民普及健康知识和技能。其中，北京电视台编制了 50 部公益广告片，在各频道滚动播出，每天播出 100 次至 200 次，创造了全国公益广告播出之最。

此外，北京市还开展了"2007'健康奥运 健康北京'金秋北京行"活动，向全市人民倡议"奥运东道主健康北京人健步走向 2008"；举办"中国公民健康素养促进行动启动仪式暨《健康 66 条——中国公民健康素养读本》首发式"，宣传健康理念；举办"吐痰讲文明，北京更闻名""地上少吐一口痰，人人健康无传染""根除随地吐痰陋习"等宣传口号有奖征集活动；开展贯穿"过路要看红绿灯，开车礼让斑马线"的"寻找文明出行北京人"主题活动；组织主流媒体派出记者采访报道典型社区和个人。这些健康教育行动都标志着政府和市民的卫生理念，正向着健康生活、预防为主的公共卫生方向加快转变。

（2）在健康干预方面，把"禁烟、限酒、限盐、限油"列为"健康奥运，健康北京——全民健康活动"的一项重要内容。控烟行动以"绿色奥运、无烟奥运"为目标在北京全面展开。自 2007 年 4 月起，北京市爱国卫生运动委员会（以下简称爱卫会）先后在医院、学校、餐饮业、国家机关、企事业单位等领域开展了控烟活动和无烟场所的创建工作。5 月，北京市卫生局提出全市医疗卫生系统控烟行动三点要求：各医疗卫生单位要率先做好控烟工作，使医院首先成为一个无烟场所；医务人员要带头戒烟，做到在医院和公共场所不吸烟、不敬烟，主动戒烟并劝阻吸烟；医院和医务工作者要将控烟纳入日常工作，积极向患者宣传吸烟有害的知识。北京市卫生局、市商务局、市旅游局、市爱卫会联合发出《关于在北京市餐饮业开展控烟工作的通知》，要求奥运接待饭店、奥运场馆及奥运村餐厅全面禁烟，旅游景点餐馆以及西餐、快餐、自助餐区应全面禁烟，有条件的大中型餐馆严格设计吸烟区和无烟区。9 月 23 日，北京市卫生局、市运输管理局、市交通执法总队和市爱卫会联合举行全市出租车行业控烟活动启动大会。自 10 月 1 日起，北京市 6.6 万辆出租车全面控烟，所有出租车内张贴"禁止吸烟"标识，严格禁止司机在车内吸烟，违者罚款 200 元，并要求司机劝阻乘客在车内吸烟。为实现无烟奥运的目标，2008 年 3 月 31 日，北京市人民政府令第 204 号《北京市公共场所禁止吸烟范围若干规定》正式发布，对包括体育场馆范围内的公共场所禁止吸烟，为成功实现无烟奥运奠定了制度基础。

与此同时，限盐、限油行动也在扎实开展。研究发现，健康成年人每天食用油摄入量不宜超过 25 克，盐的摄入量不宜超过 6 克。但是，北京居民饮食习惯偏咸、油大，盐和食用油摄入量严重超标，导致北京居民中高血压、心脏病、糖尿病等慢性病患病率逐年上升。北京市政府通过发放限盐勺 560 万把、限油壶 500 万个让市民在做菜时看到限油壶和限盐勺就能想到要少放盐、少用油，从而改变口重的不良饮食习惯。

在疾病防控方面，中国医学科学院肿瘤医院、人民医院、北大医院、北京肿瘤医院、北京妇产医院等 11 家医疗机构为适龄妇女进行了免费两癌筛查，年龄在 25～65 岁的本市户籍妇女为子宫颈癌的筛查对象，年龄在 40～60 岁的本市户籍妇女为乳腺癌的筛查对象。在朝阳、西城、怀柔三区试点之后，总结经验在其他 15 个区县推广。从 2008 年开始，对农民免费开展高血压、糖尿病、乙型肝炎等常见慢性病筛查，逐步建立起"每户一档、每人一卡、每年一检"的农村居民健康管理新模式。在全国率先实现人人享有基本卫生保健服务的目标；投入近 1 亿元，为 180 万名老人和儿童免费或半价注射流感疫苗，在重点人群中建起一道流感免疫屏障，老年人接种率达到 46%，中小学生接种率超过 52%，对有效对抗流感病毒发挥了重要作用。加强传染防控，加强慢性病人管理，建立市民健康档案，整顿医疗资源，方便病人看病，城区做到出行 15 分钟就能找到医疗机构等。

此外，北京市开展了系列病媒生物控制行动，制定了《健康奥运病媒生物控制行动计划》，在全市范围内开展为期 3 年的病媒生物控制行动。利用科学的方法，在不破坏环境的基础上，对鼠、蚊、蝇、蟑螂等病媒生物进行防治，对重点行业和场所主要病媒生物危害进行摸底调查；开展奥运场馆、奥运村及周边环境病媒生物种类与密度状况调查与监测，提出了以奥运场馆为核心、场馆周边 2 公里、全市外环境 3 个圈的控制标准和要求，将本市公共场所的病媒生物密度降至最低。2008 年 2 月 26 日，为预防和控制鼠传疾病，给奥运会创造一个良好的卫生环境，北京市爱卫会在全市 18 个区县开展春季统一灭鼠活动。这次灭鼠行动涉及范围广泛，重点区域是奥运场馆、训练场馆及非竞赛场馆周边两公里的区域，以及所有为奥运服务的定点医院、定点宾馆饭店等服务场所，居民小区、各类地下管线，农贸市场、食品加工制售场所、禽畜养殖场等有鼠类活动的场所，确保鼠害严重的区域和单位都能投放鼠药。北京市爱卫会还专门组织灭鼠执法监督检查，对灭鼠重点场所进行重点执法检查，鼠药投放 10 天后进行鼠密度监测。

（3）健康促进方面：健康促进是通过行政或者组织手段，广泛动员和协调社会资源、部门以及社区、家庭、个人，共同维护和促进健康的一种社会行为和社会战略。与以依靠信息传播为主要手段，以行为改变为核心的健康教育相比，健康促进不仅有利于个体行为的持久改变，而且利于促进群体的健康。健康教育进学校是"健康奥运，健康北京——全民健康活动"的重要内容。北京市规定，学校要保证每两周开设一个课时的健康教育课程。北京市教委、市卫生局和市红十字会联合修订北京市"健康促进学校"考核评估标准，将"健康促进学校"的创建工作纳入教育督导范畴，作为评价学校教育的一个重要指标。"健康促进学校"首先必须达到无烟学校标准。除禁烟外，小学生每天学习时间（含自习）不能超过 6 小时，中学生不超过 8 小时，学校不得以任何名义增加课时。学生每天要保证 1 小时的体育活动时间；学校内不得设立小卖部，不得向学生提供冷荤凉菜。在学校健康政策、健康服务以及学生个人健康技能、学生常见病防治等方面，"健康促进学校"也都有严格的标准。

截至 2007 年底，全市"健康促进学校"已有 552 所。"健康促进学校"范围不断扩大，由城市拓展到农村，由中小学扩展到大学。在学生中进行健康教育，主要是让学生们从小树立健康意识，养成良好的卫生习惯和健康的生活方式。肥胖学生健康减肥是健康教育进学校的精彩一幕。为解决学生因为营养过剩活动过少而导致的肥胖，不断增强学生体质，在宣武区试点推行了"小胖墩儿减肥计划"。白纸坊小学和区疾控中心合作，对全校学生进行体检，按照国家有关标准，为 50 多名超重和肥胖学生建立档案，制订运动减肥方案。超重学生手中有一本运动日记，日记包括在校和家中两部分。在学校，超重学生除了和同学们一起进行 1 小时体育锻炼外，还要增加半小时跑步和跳绳，由体育老师监督；在家中，超重学生每天要爬楼梯和仰卧起坐，由家长签字确认。该计划顺利实施，颇具成效。

此外，北京市城乡开展了健康社区创建行动。社区设立健康教育宣传栏，定期开展健康大课堂，为居民建立健康档案，专家深入社区提供义诊和咨询。一系列有益于身心健康的、丰富多彩的文化体育活动等在京城各个社区坚持开展。怀柔、昌平等 13 个郊区县还组织策划"健康知识进农家百场健康知识讲座"活动。医务人员深入田间地头、山乡村寨，举办讲座347 场，送健康知识与技能到农民身边，使 40 万农民受益。专家编写的《健康大视野——科普画册》系列丛书和《健康一点通》，让农民的健康意识、知识水平有了不同程度的提高。

据统计，截至 2007 年底，北京已有 496 个社区通过验收，成为健康社区。评选全市"健康之星"、全市传染病预防和健康膳食知识竞赛、对农民免费进行常见慢性病筛查、餐饮企业食品卫生分级管理等活动相继展开。2008 年 5 月，"健康奥运，健康北京"房山区健康新农民促进工程正式启动，中国医药卫生事业发展基金会理事长王彦峰、北京市副市长丁向阳出席启动仪式。为全面提高农民健康水平，房山区以社区卫生服务机构为依托，计划利用3年时间实施农民健康促进工程。从4月开始，已率先对6个乡镇的10万农民进行慢性病防治干预试点，凡患有冠心病、脑卒中、高血压、糖尿病四种慢性病的农民，都可以免费得到全年治疗用药。这一政策到2010年惠及全区所有农民，共计40万人。此外，房山区各乡镇所辖社区卫生服务机构将为农民免费建立健康档案，社区医生配备笔记本电脑，对管辖农民定期上门跟踪寻访，根据具体情况进行健康指导。到2010年，力争实现四种慢性病管理率达90%以上，结核病人系统管理率、转诊率、登记报告率达95%以上，病人追踪到位率、家庭接触者筛查率达到85%。

"健康奥运，健康北京"活动只是北京市实施"全民健康计划"的一步，该活动自启动以来所做的工作早已超出了最初设计的19项工程，"健康奥运，健康北京"活动不断扩容增项。2008年4月7日是第30个"世界卫生日"，中国健康教育与健康促进大会在京开幕。卫生部副部长邵明立、中国医药卫生事业发展基金会理事长王彦峰、中国科协副主席齐让、解放军总后卫生部部长李建华、北京市副市长丁向阳出席开幕式。此次大会由中国疾病预防控制中心、中国医药卫生事业发展基金会、北京市卫生局、中华预防医学会、中国健康教育协会、中国老年保健协会六家单位联合主办，旨在使社会各界更加广泛地关注和参与健康教育与健康促进事业，让健康教育与健康促进工作更好地为全面提高全民健康水平服务，确保2020年实现人人享有基本医疗卫生服务的战略目标。大会围绕传染病预防控制健康教育、慢性病健康教育等主题进行了学术交流和专家讲座，同时邀请洪昭光、黄建始两位著名健康科普专家开办健康大课堂，本市社区居民1000余人参加。与会代表以"崇尚健康生活 共创和谐社会"为主题发出倡议，呼吁各级卫生部门加强对健康教育与健康促进事业的系统化建设，进一步整合我国健康教育与健康促进的各方资源，形成合力；同时，建议广大城乡居民崇尚健康、关注健康，学习科学的健康知识，不断增强自我保健意识，积极响应政府号召，合理膳食，适量运动，心态乐观，积极向上；改变不良生活习惯，形成健康的生活方式；关注心理健康，提高生命质量。

此外，食品安全也是"健康奥运，健康北京"的一项重点内容。围绕群众反映强烈的重点领域和产品，整顿和规范市场秩序。加强食品安全管理，建立信用公示和追溯体系，对 21 家企业 1480 种不合格食品实行强制退市，强化对食品加工企业、小作坊的分类监管，严厉打击生产、销售假冒伪劣食品的违法行为。朝阳区北小河路打造的餐饮卫生 A 级亮丽一条街是一大亮点工程。朝阳区慧忠北里（北小河路）处大屯地区与奥运村地区交界，距离国家体育场、国家体育馆、国家会议中心、运动员村等"2008 北京奥运会"重要场馆咫尺之遥，是"2008 北京奥运会"的核心区域。这条街长 600 米、宽 50 米，是一处颇具影响的餐饮集中区，该地区有 11 家餐饮单位，其中餐饮量化分级 A 级店 5 家、B 级店 4 家、C 级店 2 家，形成了粤菜、川菜、鲁菜、日料、西餐等菜系齐全、品种繁多的特色餐饮一条街。奥运期间，预计有 100 万名外国游客来北京观光游览，餐饮单位的卫生安全成为非常重要的问题。为此，朝阳区卫生监督所以"迎接奥运、服务奥运"为契机，提出"健康奥运、卫生奥运"的主导思想，以食品安全为切入点，以加强监督管理和指导帮助为重点，以餐饮业食品卫生监督"量化分级管理"为载体，有目的、高标准创建餐饮服务示范街，将北小河路打造成餐饮卫生 A 级亮丽一条街。

在奥运会召开之际，向首都市民和中外游客推介"健康三要素"，是"健康奥运，健康北京"活动的又一深化，是大力开展全民健康教育的良好契机，将向全世界展示北京市民的健康形象。"健康三要素"是世界卫生组织提出的，是长期致力于提高公众健康水平的结晶，其基本内容完全符合我国预防和减少食源性疾患、全面提升食品安全整体水平、保障公众身体健康和生命安全、增强人民体质的本质要求。"食品安全、健康饮食和适当身体活动"三个方面的基本要素将对保障公众健康和生命安全起到积极作用。2008 年 3 月 10 日，世界卫生组织、中华人民共和国卫生部、北京市食品安全委员会和北京奥组委在北京举行"迎奥运《健康三要素》"推介发布会，联合发放《健康三要素》知识系列宣传手册和海报，部分食品安全专家和资深科普专家专门为公众编写了通俗易懂的中文版口诀。北京市副市长赵凤桐认为，推进食品安全、健康饮食和适量运动"三要素"活动，是全面提升民众健康素质的有益行动，也是对奥林匹克精神的弘扬。北京市为了确保奥运期间食品安全，紧紧围绕"健康奥运，健康北京"这一主题建立了有 11 个与奥运直接相关区县参加的餐饮业监测体系。北京市组织东城、西城、崇文、宣武、朝阳、海淀、丰台、石景山、顺义、昌平和延庆11 个奥运相关区县，开展对餐饮业直接入口食品常见致病菌的监测，监测范围是奥运签约宾馆饭店、比赛和训练场馆、风景名胜区餐饮单位、集体送餐企业和中小餐馆等。北京市疾控中心营养与食品卫生所所长张正表示，该体系每月监测一次，全市共检测了 2000 多家餐饮单位的 1.2 万余件食品和 1.2 万余件餐饮具。监测对象包括沙门氏菌、变形杆菌、金黄色葡萄球菌、副溶血性弧菌、肠道致病性大肠埃希氏菌等 9 种常见致病菌和大肠菌群。凉拌菜、豆制品、熟肉制品等 11 类直接入口的食物都在监测范围之内。这一体系的建立使北京市对餐饮业即食食品的致病菌污染现状实现了动态监测，对监测结果的及时分析和反馈，为奥运食品安全和保障工作做出了贡献。

2. "健康奥运，健康北京"调研活动

为推动"健康奥运，健康北京——全民健康活动"的深入开展并了解该项活动在基层的具体情况，北京市进行了多次调研。2007 年 7 月 2 日下午，中国医药卫生事业发展基金会王彦峰理事长与北京市卫生局于鲁明副局长，西城区委常委、宣传部部长傅华，西城区副区长陈蓓，西城区卫生局局长边宝生，对北京市西城区社区健康教育试点工作进行调研。7 月 25日，王彦峰理事长与北京市卫生局局长金大鹏，东城区区长杨艺文、副区长章冬梅，东城区卫生局党委书记王浩波、局长王炜、副局长禹震等人，对东城区开展"健康奥运，健康北京"活动和社区卫生服务情况进行调研。

为了解"健康奥运，健康北京——全民健康活动"的开展情况，北京疾控中心"健康奥运，健康北京——全民健康活动"办公室于 2008 年 9 月1 ~ 12 日在全市 18 个区县开展抽样调查。调查通过托幼机构、中小学校对家长，社区居委会对居民 2 个渠道进行，每个家庭只调查 1 人，进行了 5 万多人的调查。调查结果显示：健康活动覆盖广泛，"健康奥运，健康北京"的知晓率为94.5%。主要的惠民政策和健康活动的居民知晓率为56.5%~88.9%，其中政府免费向全市每个居民家庭发放一把限量盐勺和一个限量油杯的知晓率最高，为88.9%和87.7%；其次是免费向全市每个居民家庭发放《首都市民预防传染病手册》和《首都市民健康膳食指南》（即两书）及免费为60岁以上老人和中小学生减免流感疫苗接种部分费用的知晓率，分别为79.8%和79.3%；对《北京市公共场所禁止吸烟范围若干规定》的知晓率为76.2%；对餐馆卫生状况进行分级管理的知晓率为56.5%。居民通过电视、报纸、广播和网络等多种渠道获知"健康奥运，健康北京"，其中电视专栏获知率最高，为86.1%；报纸、广播和网络专栏获知率依次为67.8%、50.5%和43.3%。盐勺、油杯、两书和《首都市民中医健康指南》的获得率分别为80.8%、77.3%、60.1%和41.6%。

"健康奥运，健康北京——全民健康活动"的覆盖面广，受众多，影响深。通过开展各项健康活动，不仅改变了市民的健康观念，提升了市民的健康知识和健康技能，而且密切了政府和群众之间的关系，对创设北京温馨、和谐的社会环境及实现2008北京"人文奥运"的目标发挥了重大的作用。2008年12月5日，"健康奥运，健康北京——全民健康活动"圆满落幕，北京市委市政府隆重召开了总结表彰大会。北京市政府、北京奥组委向"健康奥运，健康北京"的倡导者——中国医药卫生事业发展基金会理事长王彦峰——颁发了特殊功勋奖章，对活动过程中表现突出的126个优秀集体和300余名优秀个人给予表彰。这场历时两年的全民健康促进活动，社会反响之大、影响程度之深，在北京健康促进史上是前所未有的，不仅为北京奥运会的成功举办创造了健康、安全的社会环境，而且转变了多数北京人的健康理念，深化了人们对健康城市建设的认识和理解，为北京下一步全面开展健康城市建设铺平了道路。

3. 健康北京人十年行动

2009年，为继承奥运健康遗产，北京市政府出台《健康北京人——全民健康促进十年行动规划（2009—2018年）》，提出用十年时间通过开展健康知识普及行动、合理膳食行动、控烟行动、健身行动、保护牙齿行动、保护视力行动、知己健康行动、恶性肿瘤防治行动以及母婴健康行动等"九大健康行动"，完成11项人群健康指标，应对慢性病挑战，实现"健康北京人"的目标，为北京健康城市建设奠定坚实的健康人群基础。

2009年4月18～19日，由中国医药卫生事业发展基金会、首都精神文明建设委员会办公室、北京市卫生局、北京日报报业集团主办，北京市中医管理局、北京市体育科学研究所、中华医学会科学普及分会等单位协办，北京市旅游局、北京奥林匹克公园支持的"健康北京，健康生活——北京健康促进大型公益活动"在北京奥林匹克公园举办。此次活动声势浩大，主要涉及以下内容。

（1）医疗卫生机构专家阵容强大，为市民和来京人员提供义诊和咨询。北京市卫生局、北京市中医管理局组织了在京的27家三甲医院以及相关卫生机构的百余名专家参加了义诊咨询活动。各医疗卫生机构派出的专家阵容强大，有医院院级领导，还有一些平时在医院很难挂上号的专家。市民和来京人员踊跃参与，有的患者拄着双拐来看医生，有的是一家几口一起前来咨询。在心理咨询区，通过心理测查，还发现了不易察觉的抑郁症患者，为家长解决了长期困惑不解的难题。在两天的时间里，有近万名市民和来京者进行了义诊咨询，仅北京中医医院就接待了350名咨询者。

（2）全国知名专家登上健康大讲堂，为百姓提供健康大餐。北京市卫生局为百姓开设了健康大讲堂，共安排了10场讲座，聘请全国著名的"大腕级"专家为市民授课。卫生部首席健康教育专家洪昭光教授、胡大一教授、向红丁教授都为市民作了精彩生动的健康演讲，引来听众的阵阵笑声和掌声，并且受到"粉丝"们的热烈欢迎。北京妇幼保健院副院长丁辉教授、北京大学人民医院骨科林剑浩教授、北京肿瘤医院胃肠外科季加孚主任、北京大学第一医院肝病中心和感染科王贵强主任、北京中医医院王国玮副院长以及北京藏医院王斌主任医师为市民带来了科学、实用、可操作的健康知识和技能。胡大一教授出差归来，一下飞机就立即赶往讲堂，课后又去参加另一项由他主持的重要会议。有不少专家听说要举办这样的活动，多次打电话要求为市民讲课。因时间有限，很多专家的课都没有安排上。市民对此次大讲堂的安排非常满意，不少听众一大早就从很远的地方慕名来到这里等候听讲，有些听众场场不落，一直坚持到最后。一位曾经是北京肿瘤医院季加孚主任的患者动情地说："没想到季主任这么忙，还能抽出时间为市民普及健康知识，真让我感动，我是专程来感谢他的。"

（3）健康服务车驶入广场，流动健康服务掀高潮。北京市卫生局还专门从北京市疾病预防控制中心、北京市体检中心、北京红十字血液中心、北京口腔医院和北京急救中心调派了5辆健康服务工作车驶入"鸟巢"活动现场，义务为现场群众提供健康检测、健康教育宣传、健康指导、急治急救等多项健康服务，吸引了现场众多首都市民和前来"鸟巢"参观的京外旅游者，掀起了流动健康服务活动的高潮。作为探索健康教育工作的新模式、新亮点，北京市疾病预防控制中心派出北京市首辆健康教育科普宣传车，并在活动现场进行了车辆正式启动仪式。北京市卫生局局长方来英、北京市科委委员张虹、北京市卫生局疾控处处长赵涛为健康科普宣传车剪彩，并参观体验，同时接受了专家有针对性的健康指导。众多现场群众进行了参观和体验，体验了体能检测仪、人体成分分析仪，身高、体重、肺活量、握力、闭眼单脚站立、反应式检测等，并通过电脑和液晶电视观看了健康教育宣传短片。据统计，活动期间，共开展各种健康项目检测3600余人次，接待咨询群众2000余人次，免费发放宣传品12种共15000余份，采血184个单位，急救车出勤2次共6人次。

2009年，北京市卫生局还举办了"健康北京人"主题歌词征集大赛。历时两个多月，共收到来自广东、湖南、湖北、安徽、河南、黑龙江、浙江、山东、江苏、辽宁、山西、陕西、天津、重庆、上海、北京等省市的有效参赛作品400余首。上到六旬的老人，下到十几岁的孩子，无论是公务员、人民教师，还是普通的工人、农民，大家都表现出很高的参与热情，纷纷用文字表达自己对"健康北京人"的理解和认识。参赛作品题材丰富，内容不仅涉及健身、保护牙齿、保护视力、母婴健康、合理膳食、恶性肿瘤防治及控烟等各方面，更体现了健康的心态和生活方式，展现出健康、和谐的北京形象。举办健康歌曲歌咏大赛，旨在通过在全社会广泛传唱"健康北京人"主题歌曲，弘扬健康理念、倡导健康生活，从而让健康意识深入人心。为了大力推广10首健康主题歌曲，为社会各界学唱健康歌曲提供方便，北京市卫生局专门印制了主题歌曲歌谱和CD进行发放，同时招募百名志愿者，深入基层开展送学教唱活动。志愿者在北京市健促办的统一安排下，走进企事业单位、幼儿园、学校、社区、公园等场所，把健康北京人主题歌曲送到广大市民身边，把健康理念传递给广大群众。

2010年第4季度，北京市推出"争做健康北京人——北京市民健康知识与健康技能竞赛活动"，旨在通过广泛开展健康知识普及行动，向市民传播科学的健康知识和健康技能，以提高市民的健康素养。为做好大赛准备，北京市还组织编写了《北京市民健康知识与健康技能竞赛300问》，作为大赛参考资料，内容涵盖生活方式疾病和传染病的预防、平衡膳食、科学运动、意外伤害的急救等诸多方面。在搜狐健康频道和北京卫生信息网刊登《北京市民健康知识与健康技能竞赛300问》的同时，还印制成册发放到社区，供广大市民学习。在活动期间，共有2650名个人参赛者通过网络和报纸参与答题，各区县也组织辖区家庭开展了形式多样的知识竞赛。

为努力实现十年行动规划提出的工作目标和各项健康指标，北京市健促办与崇文区卫生局联合开展了"体重及腰围超标者综合干预"和"健康膳食推广试点"项目。两项工作从2010年4月开始筹备，经过专家的多次研讨，制订翔实、可行的实施方案，于2010年6月正式启动。"体重及腰围超标者综合干预"项目选择崇文区7个街道办事处作为试点，分为干预组和对照组（其中，干预组4个功能社区，对照组3个功能社区），主要工作内容包括基线调查、监测、健康教育和健康干预。干预主要通过限盐、控油、限酒、开展工间操等体育健身活动等，并使用相关慢性病管理软件，对慢性病的高危人群进行管理。

此外，2010年7~9月，根据王彦峰总顾问的提议及丁向阳副市长的指示，北京市健促办组织顾问委员会委员分别赴门头沟、怀柔、通州及海淀开展调研。调研内容包括医疗卫生事业改革、新农合、健康教育与健康促进工作、农村爱国卫生运动（包括国家卫生镇、卫生村的建设，改水改厕，除四害，环境整治等）、社区卫生服务、慢性病管理、农民健康状况等。

4. 健康城市经验交流

北京市健康城市建设与外省市的交流互动也在不断加强。为深入探讨健康城市建设问题，吸收、借鉴健康城市建设经验，2009年4月18～20日中国医药卫生事业发展基金会理事长王彦峰出席在上海举办的"2009国际健康生活方式博览会"，参加"健康中国2020战略与全民健康生活方式行动"研讨会，并与卫生部部长陈竺、中国科协副主席陈赛娟、上海市副市长沈晓明针对人民群众的健康问题从不同角度进行了深入探讨，提出了一系列改革措施与方案。同年10月，王彦峰理事长与广州市委书记朱小丹座谈。朱小丹书记请中国医药卫生事业发展基金会协助广州市开展为举办2010年亚运会而即将开始的全民健康活动。北京市副市长丁向阳出席座谈会并介绍了北京市开展"健康奥运，健康北京——全民健康活动"的基本思路，以及"大卫生、大北京、大区域、大部门"的观念。11月，由全国爱卫办主办、世界卫生组织协办、杭州市政府承办的首届中国健康城市市长论坛在杭州市举行，来自澳大利亚、日本、韩国、菲律宾等国和中国各省的健康城市市长分享建设健康城市的经验，共同签署了《杭州宣言》，提出了建设健康城市的六点倡议，共同倡议各城市政府与市民携手，以人的健康为出发点，推进健康环境、健康人群、健康文化和健康社会有机、协调和持续发展，建设一座座安全、和谐、卫生、宜居和人人拥有高品质生活的健康城市。

2009年3月27日上午，在北京市江苏大厦新楼三层会议室举办了北京市、唐山市健康促进工作交流会。中国医药卫生事业发展基金会王彦峰理事长、桑希杰副理事长，北京市委宣传部陈启刚常务副部长，北京市卫生局赵春惠副局长，唐山市副市长、市委宣传部部长、市卫生局局长等相关领导出席了会议。会上播放了《健康奥运，健康北京——全民健康活动》纪实宣传片，北京市卫生局副局长赵春惠介绍了"健康奥运，健康北京——全民健康活动"的开展情况，北京市委宣传部陈启刚常务副部长介绍了

"健康奥运，健康北京——全民健康活动"的媒体宣传工作。唐山市领导介绍了"健康唐山，幸福人民"行动。王彦峰理事长主持会议并发表了讲话。2010年4月，中国医药卫生事业发展基金会和北京市卫生局领导同到访的南宁市人民政府领导在北京华侨大厦就建设健康南宁城市举行了座谈会，交流健康城市建设经验。

2010年9月，在河北省唐山市召开由中国健康教育中心、中国医药卫生事业发展基金会、中国保健协会和唐山市人民政府共同举办的"第三届中国健康教育与健康促进大会暨城市化与健康（唐山）论坛"。该论坛就健康城市建设与唐山市交流经验，探讨健康城市建设过程中存在的不足，并为健康唐山市下一步发展提供建设性意见。此外，中医药卫生事业发展基金会还与唐山市合作推出"健康火种工程"，旨在为唐山市培养一支既具有健康知识又具有传播能力并能使大众接受的健康教育队伍。由中国康润生命文化网组织国内卫生领域的相关专家为唐山市分期培训近百名健康教育老师，以提高唐山市健康教育水平，推动"健康唐山，幸福人民"的深入发展。中国"健康火种工程"的第一站在唐山启动，具有示范意义。通过逐步在全国城乡社区培养更多合格的健康传播者，造就数以万计的健康传播"火种"，把健康知识播撒给广大人民群众，形成燎原的健康之火，实现"人人参与、社会支持"的"大健康"局面。借鉴北京市的成功经验，中国医药卫生事业发展基金会在唐山、广州、南宁、石家庄等地先后开展了建设健康城市和全民健康行动，并取得了显著成效。这对推动城市发展模式的转变、把经济发展成果惠及人民群众健康具有良好的示范作用。

在筹备奥运和举办奥运前后，全国各地积极支持北京、支援北京奥运建设和健康北京建设。北京在筹办奥运中也积极努力，在倾力建设健康北京的同时，领跑"健康中国"建设，服务"健康中国"建设。作为"健康奥运，健康北京"的倡导者，王彦峰理事长所在的中国医药卫生事业发展基金会发起了"健康中国流动医院"的公益项目，旨在解决"看病难，看病贵"的问题。在四年多的时间里，该基金会已投资6880万元，建造并捐赠"流动医院"38所，在北京、内蒙古、青海、新疆、西藏、云南、河北等 7 个省区市为农民和牧民服务。"流动医院"已行驶超 100 万公里，服务面积超 160 万平方公里，治愈 1.75 万名患者，为 2000 多名部队官兵提供了身体检查服务，受益群众达 2500 多万人次，为群众节省开支 1 亿多元。"流动医院"成为解决我国地广人稀地区人民看病难的一种名牌模式。

2010 年 5 月 14 日，北京市政府召开首届北京健康促进大会。北京市委副书记、市长郭金龙，卫生部副部长刘谦，中国医药卫生事业发展基金会理事长王彦峰和北京市副市长丁向阳等出席大会并就北京市健康促进工作发表讲话、交流意见。此外，郭金龙与刘谦分别为北京人艺演员濮存昕和北京电视台主持人徐春妮颁发"首都健康大使"聘书。健康北京促进活动持续开展，健康理念逐步深入人心，北京健康城市建设稳步推进。

2010 年 7 月 11 日，在即将迎来申奥成功 9 周年之际，北京市委书记刘淇到北京奥运城市发展促进会进行调研。他强调，要认真贯彻中央指示精神，充分利用奥运遗产，造福首都广大群众，为建设世界城市多做贡献。北京市委副书记、市长郭金龙一同调研。北京奥运城市发展促进会（简称"北京奥促会"）、北京奥运城市发展促进中心和北京奥运城市发展基金会在成立不到一年的时间里，积极传承奥运遗产，以推动全民健身、倡导绿色生活方式为突破口，大力开展奥林匹克体育文化活动，积极开展国际联络，推动奥运经验惠及办赛城市，为奥运遗产工作提供了理论支持。8 月 8 日，北京奥促会创办的首届北京奥运城市体育文化节以青少年足球为切入点，以"我运动，我快乐，我健康"等群众体育文化活动为支撑顺利举办，充分发挥奥运促进机构的优势，将世界各国高端体育文化资源引入首都群众体育健身活动，增强群众身体健康素质，为健康北京做贡献。

## （二）政策文件支持

人人享有基本卫生保健服务，人民群众健康水平不断提高，是人民生活质量改善的重要标志，也是全面建成小康社会、推进社会主义现代化建设的重要目标。为确保 2008 年北京奥运会成功举办，北京市委市政府高度重视首都公共卫生安全和人民群众身体健康工作，将其作为贯彻落实科学发展观、全面建成小康社会、促进首都经济社会协调发展、提高人民生活质量的重要内容。在这个阶段，制定并实施了一系列政策措施，为健康奥运保驾护航，为健康北京定位导航。

开展好"健康奥运，健康北京——全民健康活动"有利于进一步提高广大市民的健康意识和本市防范突发公共卫生事件的能力。2007 年 9 月，北京市人民政府办公厅转发市卫生局《关于在全市开展"健康奥运，健康北京——全民健康活动"文件的通知》，要求各地区、各有关部门紧紧围绕"健康奥运，健康北京——全民健康活动"的主题，以迎奥运为契机，以健康教育为切入点，制订本地区、本部门的健康教育工作计划和实施方案，积极开展健康教育与健康促进活动。该活动涉及普及健康知识，开展全民健康干预行动，开展健康进学校、进社区等 3 方面 19 个项目。

为进一步传承奥运遗产，改善全市居民的主要健康情况，全面提升市民的健康素质，将北京市建设成为拥有一流健康环境、健康人群、健康服务的国际大都市，2009 年北京市政府下发了《健康北京人——全民健康促进十年行动规划（2009—2018 年）》（以下简称《十年行动规划》），并成立了健康促进工作委员会，主管副市长任委员会主任，委员会由 28 个市级相关部门和 16 个区县组成，16 个区县也成立了相应机构，建立了政府主导、多部门合作、专业指导、群众参与的健康促进工作机制。责任部门为北京市委宣传部、市卫生计生委、市体育局、市教委 、市爱卫会、市新闻出版广电局、市政府法制办、市总工会、市文化局、首都精神文明办、市园林绿化局、市红十字会、市食药监局、市人口计生委、市人力社保局、市质监局、市商务委、市工商局、市民政局、市人口计生委、市财政局、市民政局和 16 个区县政府。北京市健康促进委员会的成立，体现了政府对健康责任的承诺，也体现了北京市健康促进工作模式由过去单一部门关注健康、开展健康促进的状态，转变为多部门共同参与的工作局面，也是"健康融入所有政策"的初步体现，是未来"健康融入所有政策"能够得到充分体现的组织保证。

为了全市一盘棋不留死角，16 区县也根据区域特点，制定实施《十年行动规划》，使健康十年规划得到很好落实。

《十年行动规划》是落实卫生部健康北京战略的具体部署，是实现市委市政府提出的目标的实际行动，更是对"人文北京"建设的科学阐释。《十年行动规划》充分利用"健康奥运，健康北京——全民健康活动"的宝贵遗产，以"预防为主、防治结合、政府主导、部门合作、市民参与、人人行动"为原则，用健康促进的策略应对慢性病的挑战，以全面提高市民健康水平。北京市还将健康促进工作纳入市委市政府对各区县的年度考核，通过不断加强健康促进工作的组织领导、考核评估，建立健康促进工作经费保障机制，加强健康教育专业机构和人员队伍建设等，不断提升健康北京建设的基础保障。

为全面贯彻落实北京市政府制定的《十年行动规划》，北京市政府批复成立了由33个成员单位组成的北京市健康促进工作委员会，在卫生局下设办公室，全力推进实施《十年行动规划》。为加强北京市健康促进工作的组织领导、指挥协调和科学决策，特制定《十年行动规划》高层例会制度，听取《十年行动规划》实施进程汇报，研究、部署《十年行动规划》全局性、战略性问题，研究、制定《十年行动规划》不同阶段的方针、政策，协调、解决《十年行动规划》实施过程中出现的难点问题，研究、落实《十年行动规划》不同阶段的宣传重点，针对北京市重大公共卫生问题提出决策意见六方面全力推进《十年行动规划》的实施。

### （三）理论研究探索

北京市在申办2008年奥运会之初就提出了"绿色奥运、科技奥运、人文奥运"三大理念。随着奥运会各项筹备工作陆续开展，如何推进"人文奥运"日益成为三大奥运理念中难度最大、议论最多的一个方面。为此，由市委研究室主任王力丁负责，首都社会经济发展研究所马仲良、王鸿春执笔，开展了"北京2008年奥运会人文奥运实施研究报告"的课题研究，提出了人文奥运五大实施工程，建议通过组织文化活动、完善文化设施、保护古都景观、开展文化交流、实施文化交融工程，在全市普及全民学习、终身学习、全面学习、主动学习的新理念，不断开展全民学习工程；不断落实科学发展观，统筹城乡、区域以及经济社会协调发展，实施协调发展工程；加快经济、社会领域的改革和体制创新，完善城市管理体制，实施体制创新工程；大力发展旅游产业、文化产业，加大对体育产业的扶持力度，不断实施产业促进工程。该研究成果获中共中央政治局委员、北京市委书记刘淇，北京市委副书记龙新民，北京市委常委、宣传部部长蔡赴朝批示，并获得北京市第六届优秀调查研究成果二等奖。

2007～2010年，针对"城市病"难题治理以及关乎民生的重大问题，首都社会经济发展研究所完成了《日本东京治理大气污染对策研究》《借鉴国际经验，有效解决北京市中低收入家庭住房问题对策研究》《转变医疗方式，实施疾病早期预防早期诊断政策研究》《学习型城市建设研究》《借鉴国际，完善北京市养老模式体系政策研究》《日本东京治理垃圾污染对策研究》《北京市治理城市交通拥堵、引导合理出行政策研究》《北京与世界城市宜居水平比较研究》8项课题，并获北京市领导批示，不断借鉴国际经验，完善健康城市理论研究，推进健康北京建设。其中，《借鉴国际经验，有效解决北京市中低收入家庭住房问题对策研究》针对《北京住房建设规划（2006—2010年）》中提出的解决中低收入家庭基本与合理的住房需求问题，总结国外成功住房经验，提出了健全北京市住房保障体系的政策思路。该课题荣获北京市第八届优秀调查研究成果三等奖、全国党刊2007年度优秀稿件一等奖、第17届北京新闻奖二等奖以及北京市社科联第一届优秀学术活动奖等多个奖项。

现代医学认为，疾病早期预防早期诊断是提升居民健康水平的最佳服务模式。世界卫生组织也认为，21世纪的医学将从"疾病医学"向"健康医学"发展，从"重治疗"向"重预防"发展。长期以来，我国医疗卫生工作一直坚持"预防为主"的方针，并在传染病、寄生虫病等的防治上取得了令人瞩目的成绩，但在慢性非传染性疾病上却形成了"重治疗、轻预防"的误区。而且很多人认为慢性非传染性疾病预防在于保持良好的生活习惯，完全是个人的事，政府没有责任。从国际经验来看，慢性非传染性疾病的早期预防早期诊断不仅需要个人具有良好的生活习惯，还需要政府建立一套行之有效的体制机制来加以引导。《转变医疗方式，实施疾病早期预防早期诊断政策研究》总结了政府发挥主导作用、加强初级卫生保障服务、立法和制度建设、健康教育、税收和价格补贴政策、健康管理，将疾病早期预防早期诊断纳入医疗保险范围以及加强疾病早期诊疗技术研究和全科医生培养等实行疾病早期预防早期诊断的八条国际经验。并提出了完善相关法规，将疾病早期预防早期诊断纳入相关医疗卫生法律；加强健康教育，广泛开展疾病早期预防早期诊断的社会、学校和临床教育；健全基层卫生机构，推进疾病早期预防早期诊断制度建设；改革医疗保险制度，将疾病早期预防早期诊断纳入保险范围；发挥税收和价格补贴机制的作用；坚持中西医结合，特别是发挥中医在"治未病"中的作用；弘扬奥运精神，大力开展丰富多彩的全民健身活动；加强健康研究和全科医生培养以及建立统一的医疗健康信息网和"一卡通"式医疗信息卡等九条思路，为我国建立疾病早期预防早期诊断体制机制提供抓手，为医药卫生体制改革和制定"健康中国 2020"战略提供参考。该项研究获北京市第九届优秀调查研究成果一等奖、第 18 届北京新闻奖一等奖、2009 年北京市期刊一等奖、2008 年度北京市局级领导干部优秀理论文章评选一等奖。

胡锦涛同志在党的十七大报告中指出："健康是人全面发展的基础，关系千家万户幸福。"[1] 北京市委市政府高度重视人民健康问题，在筹备奥运会期间，北京市开展了"健康奥运，健康北京——全民健康活动"，不仅保障了奥运会、残奥会的成功举办，还使全体市民提高了健康理念，建立了科学生活方式，给世界留下了一笔丰厚的奥运健康遗产。

2010 年 10 月 27 日上午 9 点，中共中央政治局委员、北京市委书记刘淇与中国医药卫生事业发展基金会理事长王彦峰，就北京健康城市建设进行了座谈。为继承和传扬北京奥运会、残奥会健康遗产，继续坚持以人为本，积极与世界卫生组织的要求接轨，全面推进北京健康城市建设。王彦峰理事长、北京市教育协会会长金大鹏、首都社会经济发展研究所所长王

---

① 《十七大以来重要文献选编》上，中央文献出版社，2009，第 31 页。

鸿春向北京市委书记刘淇递交了《继承奥运健康遗产，努力把北京建设成为健康之都》的书面建议，建议下一步推动健康城市建设，一是将建设健康城市纳入北京"十二五"规划；二是成立与世界卫生组织接轨的北京市建设健康城市领导小组，接受世界卫生组织指导并实现与国际接轨。健康城市领导小组由市委市政府主要领导挂帅，领导小组下设办公室，具体负责北京市建设健康城市中的组织、协调、策划等相关工作以及与世界卫生组织、卫生部以及其他部门的协调沟通工作。三是成立"北京建设健康城市研究"课题组，对北京市如何建设健康城市进行深入研究。

《继承奥运健康遗产，努力把北京建设成为健康之都》是北京市健康城市建设形成的第一个理论成果，北京市多位领导，如刘淇、郭金龙、吉林、丁向阳等分别做出批示。此外，课题相关成果在《北京日报·理论周刊》《北京晚报·健康北京》等多家媒体发表，进一步扩大影响，在首都理论界和社会上引起非常好的反响。

此外，首都社会经济发展研究所与中国医药卫生事业发展基金会等组织以及北京市委市政府各委办局合作主编并出版了《北京决策研究报告（2006—2007）》《有效决策》《首都：落实科学发展观研究》《日本中小企业诊断师北京企业诊断十年》《北京市情研究报告》《国外公共服务研究》《建设"人文北京、科技北京、绿色北京"决策研究》《北京民生政策研究》等9部著作。其中，五部著作送市领导及市委市政府各委办局及区县主要领导做决策参考。

## 二　健康北京建设全面发展阶段（2011~2015年）

2011年是"十二五"的开局之年，也是北京建设健康城市的全新起点。从"健康奥运，健康北京——全民健康活动"到《十年行动规划》，再到《健康北京"十二五"发展建设规划》，北京健康城市建设步步深入，进入健康北京全面建设新阶段。建设健康北京是转变发展方式、实现科学发展的新战略，是建设"人文北京、科技北京、绿色北京"的新要求，是首都建设世界城市的新路径。

## （一）实践活动有序开展

### 1. 健康城市组织成立

以《健康北京"十二五"发展建设规划》为起点，北京进入了全面建设健康城市的新阶段。在北京市委市政府的支持下，北京市专门成立了为建设健康城市服务的组织及研究机构。2011年8月16日，由中国医药卫生事业发展基金会、首都社会经济发展研究所发起的北京健康城市建设促进会正式成立。北京健康城市建设促进会以建设有中国特色的世界城市为目标，以实现"人文北京、科技北京、绿色北京"为战略，深入贯彻《健康北京"十二五"发展建设规划》，积极参与并推进北京健康城市建设的课题研究、活动促进、宣传报道。一是坚持围绕市委市政府领导关注的首都城市建设运行中的重点、热点、难点问题开展决策应用研究，为领导提供科学决策服务；二是与市委市政府相关委办局合作，组织开展并动员城乡居民积极参与各项促进活动；三是通过电视、广播、报纸、杂志、网络等媒体，搞好健康城市建设宣传报道工作；四是发挥好社团组织对党和政府的参谋作用。

2013年10月24日，在北京市哲学社会科学规划办公室的指导下，北京健康城市建设研究中心正式成立，持续关注国内外健康城市研究、实践动态，开展健康城市理论、政策及实践研究，成为致力于推动北京市及全国健康城市建设的智库。

为进一步加强国内健康城市领域的智库建设，推动我国健康城市的建设和发展。2015年7月21日，在全国爱国卫生运动委员会办公室的指导下，中国城市报社与中国医药卫生事业发展基金会、北京健康城市建设促进会共同发起成立了中国城市报中国健康城市研究院，旨在打造面向全国的健康城市领域的宣传平台、服务平台、合作平台和创新平台，致力于开展健康城市理念传播、健康城市规划制定、健康城市理论探索、健康城市全球互动。《中国城市报》依托中共中央机关报《人民日报》的传媒影响力和智库资源，积极传递健康城市理念，提高社会的参与度。中国医药卫生事业发展基金会多年来始终致力于推进我国健康城市建设，在活动促进、资金支持、理念传播等方面发挥了重要作用，特别是在推动健康北京建设过程中做出了特别贡献。北京健康城市建设促进会作为全国首家健康城市民间组织，在健康城市理论研究、决策咨询以及黏合社会组织与政府机构的关系等方面扮演了重要角色。三家联手，各展所长。中国城市报中国健康城市研究院不断深入健康城市理论与实践研究，有力地推动了全国健康城市的发展，为"健康中国"贡献了力量。

2. 健康城市宣传活动

健康城市是"大健康"理念，只有将"健康"理念深植于城市发展的每一个领域，融入城市管理的每一个流程，体现在城市环境的每一个细节，才能建成真正的健康城市。为推进健康城市建设快速发展，北京市的九大健康促进行动有序开展。

（1）健康知识普及行动。北京市健康促进工作委员会办公室（以下简称"北京市健促办"）定期召开全市媒体工作例会，建立媒体合作机制，通报全市健康教育与健康促进重大活动及工作进展。北京市健促办与北京市主流媒体合作，在北京电视台、北京广播电台开办《健康北京》栏目；在《北京晚报》《法制晚报》开设"健康北京"专版，均长年保持运行；与北京电视台合作制作《健康生活，健康北京》系列宣传片，在北京电视台各频道滚动播出。自2012年起，北京市健促办先后开通北京健康教育微博矩阵、北京市卫生计生委官方微博、健康教育专业网站——首都E健康网站、"健康北京"手机App客户端、"健康北京"微信公众号等新媒体传播平台。

为保障健康知识传播的科学性，北京市卫计委、北京市健促办分两批在全市范围内开展专家遴选，同时下发《北京健康科普专家管理指导意见》，由政府向专家颁发证书和胸章，向社会公布专家名单。专家团采取两年复审续聘的方式，确定的专家人数为476名。其中，院士4人，高级职称比例占91%，专业领域覆盖内、外、妇、儿、心理、运动、营养、急救、传染病等20多个学科。自2012年起，每年组织科普技能培训活动，2012~

2015 年累计举办培训 9 期，培训近 700 人次。

2011～2020 年，北京市健促办共向北京电视台《养生堂》《我是大医生》《健康北京》等主流媒体栏目推荐健康科普专家 487 人次，专家使用率达到 81.7%，节目播出率达 98% 以上；广泛征集健康科普专家稿件 557 篇，刊登 480 余篇；每年组织科普专家走进机关、学校、企业、社区、农村、部队等各类场所开展巡讲活动，针对公务员、公安干警、大中小学生、妇女、流动人口等重点人群进行知识传播，累计受益人数达 15 万人次；积极组织科普专家参与各类场所、不同主题的健康咨询活动共计 1000 余次，近 500 人次专家参与科普活动。

2010 年，北京市健康促进工作委员会、北京市卫生局发布《北京人健康指引》，用 34 条健康行为与生活方式达到保持心理平衡与良好的社会适应及基本的生理健康目标，指引大家做健康的北京人。2013 年，北京市健康促进工作委员会、北京市卫生局又发布《北京市小学生健康指引》和《北京市中学生健康指引》，围绕养成卫生习惯、保护视力、控制肥胖、口腔健康、心理卫生、青春期保健、预防伤害等内容指导中小学生和家长建立健康的行为习惯和生活方式。同时，针对中小学生的主要健康问题，北京市卫计委、北京市教委联合开展"小手拉大手——关注腰围，关注健康"活动，制作了 68.2 万个腰围尺，配合《致小学生家长的一封信》，向全市小学生免费发放。2014 年，市教委、市卫计委围绕"防近视控肥胖"工作，全面启动"专家进校园健康大讲堂"活动，截至 2015 年底，大讲堂覆盖全市所有中小学校。开展健康促进学校创建，为学生提供健康的学习环境。截至 2015 年，北京市已创建健康促进学校 1547 所，创建率为 87.6%，提前实现《十年行动规划》80% 的目标。

（2）控制吸烟行动。《北京市控制吸烟条例》（简称《条例》）自 2015 年 6 月 1 日起颁布实施。这部地方性法规被媒体称为"史上最严的控烟法规"，既是北京市政府对履行《世界卫生组织烟草控制框架公约》的庄严承诺，也是实施健康中国战略、推进健康北京行动的必经之路。围绕《条例》的实施，市政府、市爱卫会、市卫计委制订了落实方案，全市以《条例》

施行倒计时为时间表，有计划地开展了五轮大规模的控烟宣传和两轮培训。

2015 年 4 月 12 日，北京市爱卫会办公室、市控烟协会在北京电视台举行的《条例》实施倒计时 50 天宣传活动启动仪式上，在全市范围进行控烟手势评选，第一个手势"我介意"：右手捂住自己口鼻，目视吸烟者；第二个手势"不可以"：右手手心向外推，这也是交警常用的一个手势；第三个手势"请停止"：目视吸烟者，然后做一个停止的手势，即用左手食指和中指点向右手掌心，和篮球比赛时裁判员的停止手势一样。这三个劝阻吸烟手势，由"控烟形象大使"郎永淳在新闻媒体的镜头前首次演示，并通过"无烟北京"微信公众号进行投票，拟选出一个大家喜欢并能够接受的吸烟劝阻手势（以下简称"控烟手势"）进行推广，有 300 万名群众参加了评选活动。为了鼓励公众的参与热情，满足不同人群的需求，经专家评议和多方征集意见，三个手势全部入选，作为今后的控烟手势。北京市通过公开征集民意、遴选通用的控烟手势让人耳目一新，成为控烟工作的一个亮点。控烟手势简洁、大方、直率、礼貌，表现了劝阻吸烟的爱心，更易于被吸烟者接受，从而使劝阻的成功率更高，效果更好。同时，控烟手势也表现出公众对违法吸烟的零容忍态度以及维护自身健康的权利。五年来，在北京市委市政府的坚强领导下，在首都 2100 多万市民的共同参与下，在各界的支持下，北京市"政府主导、部门协调、单位负责、社会参与"的控烟工作机制基本建立，室内场所吸烟率持续下降，控烟理念不断深入人心，无烟环境建设持续向好。首都控烟志愿者达到 1.4 万名；吸烟人群减少 55.5 万人；卫生监督、市场监管、城管执法等执法部门各司其职，保持严格监督态势；首都国际机场全面禁烟被评定为走在国际前列；世界卫生组织授予北京市"世界无烟日奖"。在倒计时最后 1 天，即世界无烟日，国家卫计委、世界卫生组织、北京市政府等八部门在鸟巢举办了"2015 年世界无烟日暨《北京市控制吸烟条例》实施宣传活动"，形成了强大的控烟社会氛围。据调查，法规实施前民众对《条例》的知晓率达到 83%。

严格控烟监督执法。截至 2016 年 1 月，北京 12320 共受理控烟相关业务 20705 件，其中控烟知识咨询 522 件、控烟政策咨询 7321 件、控烟投诉举报 12862 件。卫生监督人员出动 95730 人次；监督检查 47128 户次；发现不合格单位 6420 户次；责令整改 6272 户次；有 321 家单位因整改不到位被行政处罚，共计罚款 81.8 万元。执法人员劝阻违法吸烟 2851 人次，有 961 人被处罚，个人罚款金额 55050 元。中国控烟协会于 2015 年 8 月调查发现，公共场所吸烟人数从 11.3% 下降到 3.8%，公众对控烟满意率由原来的 42.26% 提高到 81.30%，93% 的受访者认为无烟环境有提升。世界卫生组织高度肯定北京的控烟工作，授予北京市政府 2015 年度"世界无烟日奖"，称北京控烟取得了令人鼓舞的成效。

（3）全民健身行动。2011 年，制定实施《北京市全民健身实施计划（2011—2015 年）》，对全民健身公共服务体系建设提出明确目标。截至 2015 年，全市初步形成覆盖城乡的全民健身公共服务体系，创建体育生活化社区和体育特色村。截至 2015 年底，已创建 2778 个体育生活化社区和 200 个体育特色村，体育生活化社区创建达标率为 100%。2015 年，北京市人均体育场地面积达到 2.25 平方米，在全市 100% 的街道（乡镇）、有条件的社区和 100% 的行政村建有体育设施；具备开放条件的公共体育场馆 66 个，开放率为 100%；全市配建全民健身路径工程共 7989 套；建设笼式足球、篮球、乒乓球、棋苑等专项活动场地 3910 片；创建社区体育健身俱乐部 154 个；建设各类步道 1240 公里、骑行绿道 200 公里；体育场地符合开放条件的学校为 1171 所，对社会开放 864 所，开放率为 73.8%。

创建北京国际山地徒步大会、北京国际风筝节等国际性品牌赛事 10 项。定期举办全民健身体育节、北京市体育大会、公园半程马拉松和体育公益活动社区行等市级群众品牌赛事活动 100 余项。16 个区县和燕山开发区的一区一品活动 20 项，各具特色的日常系列活动 500 余项。百姓经常性、传统性、品牌性的全民健身活动长年不断。各类活动年参与人数 1000 余万人次，具有北京特色的全民健身活动模式已经形成。大众健身需要科学指导，市体育局、市卫计委、市健促办联合开展"阳光长城减重计划"，围绕改善市民体质加强科学健身指导，编印了《上班族健身口袋书》。"十二五"时期，市体育局培养公益社会体育指导员 44869 人，公益社会体育指导员比例达到 3.41‰。贯穿全年的北京体育广播《1025 动生活》栏目，主旨就是让生活运动起来，让运动有效坚持下来。自 2010 年起，市总工会、市体育局、市卫计委在全市开展工间操推广活动，北京人民广播电台每天上下午分别播放广播体操音乐两遍；各单位因地制宜，开展广播体操的推广普及。

2011 年 9 月 22 日，北京市开展了"绿色交通，健康城市——2011 年世界无车日主题活动"，该主题活动是北京健康城市建设促进会成立之后的首次大型活动。"无车日"最早源于法国年轻人提出的"在城市里没有我的车"，随后在全国掀起热潮。2002 年，法国首创的无车日倡议被纳入欧盟的环保政策框架内，短短时间风靡欧洲。2001 年后，无车日活动开始在我国各大城市引领风尚。绿色交通既关系城市人群自身的健康，也关系城市大环境与整个社会大环境的健康。开展无车日主题活动旨在倡导绿色交通、低碳生活理念，倡导公共交通、自行车、步行等绿色低碳、健康环保的出行方式，引导公众深度关注绿色出行的健康生活方式，让绿色出行、文明交通成为广大市民的行为习惯、成为社会风尚，推动首都北京建设健康城市的进程。

2013 年 3 月 25 日，由中国医药卫生事业发展基金会、北京市健促办、北京市爱国卫生运动委员会办公室、北京市委讲师团、北京健康城市建设促进会和北京民力健康传播中心联合主办，20 余家单位协办以及多家媒体支持的"健康城市，美丽北京——百家社区行"活动正式启动，各主办单位代表于 4 月 11 日到 7 月 19 日，历时三个多月，途经海淀区、西城区、朝阳区、通州区、丰台区、石景山区、门头沟区、东城区、昌平区、大兴区 10 站 11 个街道，进行健康生活主题宣讲，赠送健康城市系列图书，宣传健康城市理念，让健康理念不断深入人心。

（4）"健康之星"评选活动：建设健康城市离不开健康的人群。作为健康促进行动的一项品牌活动，北京"健康之星"评选活动分别在 2008～2009 年、2011 年和 2013～2014 年举办了三届，得到各区县、部门及百姓的大力支持，社会反响及评估效果良好。活动目的在于通过"健康之星"评选，形成社会动员，激发广大市民积极参与健康促进行动的热情，宣传普及《北京人健康指引》中的核心信息，营造崇尚健康的社会风尚。

以第三届北京健康之星评选活动为例。2013 年 10 月活动正式启动，活动以"健康指引，幸福生活"为主题口号，历时 5 个月，分为区县预选赛和市级比赛两个阶段。通过评选活动，动员广大市民积极参与健康促进活动，进一步宣传普及《北京人健康指引》中的核心信息。以拥有健康的行为和生活方式，保持心理平衡与良好社会适应，基本生理指标正常，熟练掌握基本健康知识和技能，具有一定的健康才艺和影响力为评判标准。通过自下而上的层层选拔，经历区县预选赛、自我健康评估、健康知识和技能笔试、体质测试、21 天影响力考核、健康知识宣讲、健康才艺展示、健康知识竞赛等环节的严格考核，最终评选出 30 名身心健康的"北京健康之星"。为了激励更多人参加，活动还评选出 121 名"北京健康使者"、447 名"北京健康先行者"和四类单项健康标兵 17 名，树立了一批京城百姓的健康榜样，引领和带动广大市民学习健康知识、改善生活行为、提高健康素养。

除此之外，为动员更多的市民参与健康城市建设，北京市推出"阳光长城计划2012"健康北京人心、脑、肿瘤及口腔四大防治行动，推进北京市主要慢性病防治工作，提高全体居民的健康水平。组织"北京健康城市杯"桥牌邀请赛，开展"北京健康城市建设"摄影大赛，举办大型公益电视系列节目《健康中国》新闻发布会，"迎'五一'健康城市进一福'敬老爱老'"活动等，不断宣传健康城市理念。

3. 国内外健康城市交流

建设健康城市对推动首都科学发展发挥着越来越重要的作用。北京市经过奥运时期的健康城市建设，初步形成了健康城市建设的"北京模式"，走在了全国前列。为进一步推动健康城市建设，北京市着重从广泛借鉴国际经验、吸收交流国内经验以及加强北京市本地健康城市建设实践三方面出发，不断系统梳理健康城市建设实践成果，系统总结优秀建设经验，深入分析健康城市建设过程中的重难点问题，进一步厘清健康城市发展的思路，提升健康城市理论研究水平对实践的指导和促进作用。

在国际方面，北京健康城市建设过程中注重吸收国际最新健康城市建设经验和做法，加强与世界卫生组织驻华代表处的合作，并保持与日本进行健康城市方面的经验交流。2012 年 3 月 6 日，北京健康城市建设促进会与世界卫生组织驻华代表处官员首次会面，商讨如何把北京建设成为健康城市的合作事宜。此后连续四年，北京健康城市建设促进会、全国爱国卫生运动委员会办公室和世界卫生组织驻华代表处三方合作模式建立，完成了"健康中国 2020 与健康城市建设研究"等多项课题。2012～2015 年，北京健康城市建设促进会与日本经营管理教育协会在开展课题研究、宣传促进活动、定期互访等方面达成共识。四年来展开了"北京·东京健康城市国际论坛""北京·东京水污染防治对策研讨会""居家养老服务体系建设研究交流座谈""日本东京推动居家养老服务政策研究及对我市启示"座谈会以及"日本东京首都圈功能研究及京津冀一体化"中日国际研讨会等五次交流，合作开展了"日本东京水污染防治对策研究及对我市的启示"等课题。日本经营管理教育协会代表赴北京考察调研，北京健康城市建设促进会理事长王鸿春等也赴日本北海道考察调研，双方不断交流经验，达成战略合作。

除此之外，为了向公众普及"自我保健""负责任的自我药疗"理念、知识和技能，教育公众正确认知、科学使用 OTC 药品，经世界自我药疗产业协会倡议，由中国非处方药物协会联合北京市健康促进工作委员会、中国医药卫生事业发展基金会、中国药学会等单位，于 2011 年 7 月 24 日率先在全球发起设立"国际自我保健日"，并在北京国家会议中心举行启动仪式。为进一步借鉴国际先进经验，北京健康城市建设促进会工作组远赴欧洲，对德国、意大利、法国、瑞典四国健康城市建设情况进行调研，中国医药卫生事业发展基金会理事长王彦峰于 2012 年 6 月出席在纽约联合国总部举行的"国际健康与环境组织成立仪式暨主题为'以新的更宽广的视野应对健康问题'"圆桌会议，并与第 66 届联大主席纳赛尔就健康、环保、可持续发展等共同关心的议题及如何加强相关领域合作交换意见。

2013 年 11 月，首届"国际健康论坛"在北京举行，同期举办了"中华民族医药文化展"，通过并发布了《国际健康宣言》。来自联合国与世界各国的官员、学者、专家、企业家 700 余人参加该论坛。该论坛以"构建更宽广的健康内涵"为主题，搭建起全球促进健康的高层次对话平台，为建设健康、美丽、和谐、幸福的世界贡献智慧。

2014 年，习近平总书记在北京考察工作时对治理"特大城市病"提出了一系列要求："首都规划务必坚持以人为本，坚持可持续发展，坚持一切从实际出发，贯通历史现状未来，统筹人口自然资源环境，让历史文化与自然生态永续利用、与现代化建设交相辉映。""历史文化是城市的灵魂，要像爱惜自己的生命一样，保护好城市历史文化遗产，北京是世界著名古都，丰富的历史文化遗产是一张金名片，传承保护好这份宝贵的历史文化遗产是首都的职责，要本着对历史负责、对人民负责的精神，传承历史文脉，处理好城市改造开发和历史文化遗产保护利用的关系，切实做到在保护中发展、在发展中保护。""像北京这样的大城市，环境治理是一个系统工程，必须作为重大民生实事，实质是紧紧抓在手上，大气污染防治是北京发展面临的一个最突出的问题。要坚持标本兼治和专项治理并重、常态治理和应急减排协调、本地治污和区域协调相互促进，多策并举，多地联动，全社会共同行动。要深入开展节水型城市建设，使节约用水，成为每个单位、每个家庭、每个人的自觉行动。"①为贯彻落实党的十八届三中全会精神以及习近平总书记考察北京工作时的重要讲话精神，2014 年 5 月 15 日，由中国医药卫生事业发展基金会、北京市外国专家局、北京市健康促进工作委员会办公室、首都社会经济发展研究所、北京健康城市建设促进会、北京国际人才交流协会共同主办，北京市决策学学会、北京民力健康传播中心协办的首届"健康城市与'城市病'治理国际研讨会"在北京会议中心召开，主题为"控制特大城市人口规模"。来自北京市委市政府部委办（局）、16 个区县、科研院所、社会团体等单位的领导、专家、学者 150 余人参加会议，来自北京、伦敦、东京、纽约的专家共同探讨了特大城市

---

① 《习近平在北京考察工作时强调：立足优势 深化改革 勇于开拓 在建设首善之区上不断取得新成绩》，《人民日报》2014 年 2 月 27 日。

人口规模控制问题，为首都的人口问题建言献策。此外，与会专家、学者还深入交流了健康城市和"城市病"治理的观点，通过不同文化、不同思想的碰撞为更深层次的国际合作与研究打下了坚实的基础。

在国内，北京市健康城市建设注重北京市内部各部门专家、学者之间的合作、经验交流以及实践调研考察。为推进北京健康城市建设，北京市爱国卫生运动委员会、北京市健康促进工作委员会、中国医药卫生事业发展基金会以及北京市健康城市建设促进会等多次开展健康城市工作交流会、健康城市促进大会、北京健康城市建设研讨会以及相关课题论证会等，多部门专家、学者交流，不断总结健康城市建设的主要经验做法，发现存在的问题并提出针对性建议。

2012年1月，启动《健康大百科》系列科普丛书宣传推广工作。由北京市健康促进工作委员会、北京市卫生局、北京市疾病预防控制中心组织在京所有医疗、卫生领域的优势专家资源编写的《健康大百科》系列科普丛书正式出版发行。该系列丛书由北京市副市长丁向阳作总序、市政府牵头组织、10位院士审定和推荐、1000余位专家参与编写，解答百姓生活中的6000个健康问题，历时一年正式出版发行，以满足市民日常的健康需求为基本原则，从关注人的生命全周期出发，内容涉及人生不同阶段正常或疾病状态下的健康指导，帮助首都市民获得科学的健康知识和技能。全套丛书共10本，一问一答、易读易懂，分别为《健康大百科》之《孕育篇》《学龄前儿童篇》《青少年篇》《中青年篇》《老年篇》《心脑血管病防治篇》《心理健康篇》《口腔保健篇》《传染病防治篇》《家庭急救篇》，是一套适用于市民家庭使用的健康指导工具书。丛书一经推出便得到社会普遍好评及市民热烈欢迎，从众多的健康科普类图书中脱颖而出。面市不到三个月销售量已节节攀升，并登上有图书市场风向标之称的西单图书大厦生活保健类图书排行榜，3月、4月、5月均居于排行榜榜首。2014年12月，两辑《健康大百科》获得科技部2014年度全国优秀科普作品奖。6月，北京市健促办启动北京健康科普专家团巡讲活动，共举办了58场健康科普讲座，让市级科普专家与社区百姓近距离、面对面地交流，为市民提供更加规范科学的健康知识。

为完善健康促进体系建设，2013 年，全市在医疗卫生系统内开展健康促进示范基地的建设，全市各级医疗卫生机构对照标准积极申报，经过市级培训和区县初审，共有 24 家医疗卫生机构参与健康促进示范基地创建工作。8～9 月，北京市健促办组织专业人员对各申报单位进行了考核验收，24 家单位全部通过审核，被认定为首批北京健康促进示范基地。

为贯彻落实国家卫计委、国家中医药管理局、中国科协《关于开展健康中国行——2014 年度科学就医主题宣传教育活动的通知》，2014 年 9 月，北京市卫计委、市科协共同下发《"健康中国行——2014 年科学就医主题宣传教育活动"通知》，并于 10 月召开启动大会。会上总结 2013 年北京市健康中国行工作开展情况，部署健康中国行北京市工作方案，要求各区县和各单位围绕科学就医十条核心信息开展工作。

此外，北京市健康城市建设还注重与其他健康城市的经验交流，听取健康领域各部门领导意见以及优秀专家的建议，并将健康北京模式传及其他城市。为此，"十二五"期间，中国医药卫生事业发展基金会、北京市卫生局、首都社会经济发展研究所等单位有关同志不断听取全国开展健康城市建设情况的介绍，并与全国爱卫办合作加强健康城市建设研究，各城市相关领导以及健康领域专家等多次开展健康城市建设工作交流以及举办健康城市相关领域论坛等。例如，2012 年 6 月举行的"健康城市建设工作经验交流会暨第九届自我药疗年会"，规模浩大，会集了北京、上海等 30 多个省区市的市长、区县长、卫生局局长、爱卫办主任等有关领导以及媒体朋友，共 200 余人。全国人大常委会副委员长桑国卫，卫生部部长陈竺，全国人大常委会委员、中华预防医学会会长王陇德院士，北京市副市长丁向阳，民政部有关领导，卫生部疾控局局长兼全国爱卫办副主任于竞进，中国医药卫生事业发展基金会理事长王彦峰，中国非处方药物协会会长白慧良等重要领导出席本次会议，共同交流推进健康城市建设的经验，介绍"中国健康城镇建设活动"的进展情况，展望全国推进健康城市建设的发展趋势。会议最后，发起"健康城市·北京倡议"。倡议中明确：一是全国所有具备条件的城市，积极落实党中央、国务院的战略部署，把建设新型的健康城市提上日程；二是开展健康城市建设的城市，应争取将建设健康城市纳入本市的"十二五"发展规划，建立强有力的协调和促进机制；三是共同倡议成立中国健康城市论坛，推进各城市建立健康城市建设促进会等健康促进社会组织；四是积极推动研究制定中国健康城市标准和健康城市发展规划，完善中国的健康城市理念。健康北京建设需要政府、企事业单位、社会组织、全体市民共同参与，健康中国同样需要。

健康中国建设如火如荼，以王彦峰为理事长的中国医药卫生事业发展基金会与唐山、汶川、青海等地展开合作，提供北京经验。从 2011 年起，王彦峰理事长亲赴唐山，就"健康唐山，幸福人民"行动开展情况进行调研考察，考察了健康企业、健康农村、健康环境等项目；亲赴汶川会见四川省阿坝州州委常委、汶川县委青理东书记和汶川县张通荣县长一行，共同研讨合作推进"健康汶川，幸福人民"全民健康示范县创建行动；亲赴青海省实地考察并与青海省领导合作推进"健康中国流动医院"服务车项目、健康中国乡镇卫生院医疗急救车项目、"健康教育万里行"健康教育宣传车项目、"新技术、新技能"培训项目等。此外，北京健康城市建设调研组赴上海、杭州调研两地健康城市建设情况，并与相关负责人深度对话，探讨健康城市建设经验。

2011 年，更多健康促进活动在不同层级广泛开展，包括健康义诊咨询活动。6 月，医疗卫生系统 20 家单位参加在地坛公园举办的"第五届全民健康促进大型公益游园会"，百余位专家现场为百姓提供义诊咨询服务。20 余家医疗卫生机构参加 6 月 4 日在顺义奥林匹克水上公园举办的以"弘扬端午文化，建设人文北京"为主题的第三届端午文化节暨第二届"临空经济区杯"龙舟赛，近百名专家为群众进行义诊咨询服务。20 余家医疗卫生机构参加了 10 月 13～16 日在地坛公园举办的"第二届北京市职工健身健康博览会"，300 名专家为市民提供义诊咨询服务。

4. 健康北京实践调研活动

为进一步考察健康城市建设效果，2011 年，中国医药卫生事业发展基金会理事长王彦峰到平谷区调研，听取了平谷区关于健康城市建设情况的报告，然后实地考察了区模拟医院。2012年，北京市健促办多次组织市健康促进顾问委员会和专家委员会成员开展全民健康促进工作调研和研讨。6月，北京市健促办组织部分专家对怀柔区进行了实地调研，听取了怀柔区近年来健康促进工作汇报，现场调研了社区、农村和单位健康促进工作开展情况。9月，由中国医药卫生事业发展基金会、北京市健康促进工作委员会、北京健康城市建设促进会联合组织了北京健康城市建设"五区一县"的调研活动。中国医药卫生事业发展基金会理事长、北京健康城市建设促进会名誉理事长王彦峰，北京健康城市建设促进会理事长王鸿春，北京市爱卫办主任、北京健康城市建设促进会副理事长刘泽军，北京市爱卫办副主任汤伟民，中国医药卫生事业发展基金会副秘书长张青阳、副秘书长兼宣传部部长韩卫强等亲赴朝阳区、东城区、西城区、门头沟区、通州区、延庆县进行调研，听取各区县政府健康区县工作报告，详细考察信息化建设、健康促进、居民健康管理等健康城市建设方面的工作。王彦峰理事长还就环境健康、提升健康寿命等方面提出指导性建议，进一步推动了北京健康城市建设。

## （二）政策文件支持

"十一五"期间，在坚持以人为本的科学发展观指导下，首都经济社会发展跨上了新台阶，步入科学发展的新阶段。2011年是"十二五"开局之年，北京市政府将建设健康城市纳入北京的"十二五"规划，经由北京市卫生局副局长雷海潮、北京市爱国卫生运动委员会办公室主任刘泽军、首都社会经济发展研究所所长王鸿春等十余名领导、专家论证以及数次座谈，《健康北京"十二五"发展建设规划》（以下简称《规划》）最终于2011年6月正式出台。健康北京是市民的新期待，"十二五"期间，北京更加关注人的全面发展，更加注重经济社会协调发展，更加期待和谐宜居大都市的建设。该《规划》是北京市首次出台的健康城市建设五年规划，始终坚持以人为本、健康发展，政府主导、全民参与，立足首都、创新机制三大原则，从健康水平、健康服务、健康环境三个方面选取了 35 项主要指标，为北京人绘制了未来五年的健康蓝图，力求实现居民健康水平进入世界前列，人均期望寿命增长 1 岁，婴儿死亡率控制在 4‰以下，孕产妇死亡率控制在 12/100000 以下的总目标，基本实现公共卫生服务全覆盖、医疗服务和保障水平提升、城乡环境更宜居、居民生命更安全和经济社会支撑条件更稳固。

2012 年，北京市委在第十一次党代会报告中提出了要全力推动首都科学发展，为建设中国特色世界城市而努力奋斗，积极开展北京健康城市建设。10 月 19 日，《国务院关于印发卫生事业发展"十二五"规划的通知》，提出了"全面启动健康城镇建设活动"的要求，北京市在《健康北京"十二五"发展建设规划》的基础上，进一步明确提出"积极推动健康城市建设，开展全民健身活动，提高人口质量和健康水平"的工作任务。

2013 年底，国务院副总理、全国爱卫会主任刘延东在主持召开新一届全国爱卫会第一次全体会议时提出，中国要全面启动健康城市建设，努力打造卫生城镇升级版。围绕这一目标，北京市各部门先后开展了健康北京绿化行动、健康北京控烟行动等，进一步推动了北京健康城市建设。

2014 年 2 月，按照习近平总书记和党中央的要求，北京市坚持以人为本的城市管理理念，从健康人群、健康服务、健康环境等方面入手，全面推动健康北京建设，广泛开展爱国卫生运动，促进人民身心健康。

党的十八届三中、四中全会对深化医药卫生体制改革、创新社会治理、促进人的全面发展提出明确要求，国务院强调把爱国卫生工作深入持久地开展下去，进一步提高群众的健康意识和健康水平。为此，2014 年 12 月，国务院发布《关于进一步加强新时期爱国卫生工作的意见》，明确指出，结合推进新型城镇化建设，鼓励和支持开展健康城市建设，努力打造卫生城镇升级版，促进城市建设与人的健康协调发展。北京市的健康城市建设迎来大好发展的新局面、新动能。

### （三）理论研究探索

2011 年 1 月，建设健康北京纳入北京的"十二五"规划，北京市委市政府更加重视健康城市工作，中国医药卫生事业发展基金会、北京健康城市建设促进会、首都社会经济发展研究所等相关单位围绕健康城市建设进行了各种理论探索研究，5 年间开展了 20 多项决策应用研究课题，获市领导 20 人次批示。课题涉及空气污染、水污染、老龄化、交通拥堵等"城市病"治理难题。

回顾 5 年历程，围绕北京发展与管理的重大问题，北京市陆续开展了"北京市第一社会福利院发展情况调查及对全市机构养老的启示""北京城乡居民社会心态动向研究"等课题研究并发布课题成果。针对北京面临的诸多"大城市病"，开展了"'城市病'治理新趋势调查""北京市地理和气候条件与 PM2.5 形成机理研究""北京市本地污染源和周边污染源对北京大气中 PM2.5 浓度影响研究""园林绿化与 PM2.5 作用机理研究""香港私家车备受冷落的调查及启示"等研究，力图从不同方面去研究现状、破解难题、寻求答案。

为打开视野，吸收借鉴国际经验，开展了"美国纽约健康城市建设调查""英国伦敦健康城市建设调查""日本东京健康城市建设调查""治理 PM2.5 国际经验及对我市的启示""美国洛杉矶地区治理 PM2.5 的对策研究""国外城市排水系统建设调查及对我市的启示""国外化解医疗纠纷模式及对北京市的启示""国外幸福指数建设研究及对北京的启示""日本东京水污染防治对策研究及对我市的启示""欧美水污染治理对策研究及对我市的启示"等针对性极强的课题研究，为市领导提供决策参考。

2013 年，王彦峰、王鸿春等在总结健康城市建设经验的基础上提出《关于进一步推动北京健康城市建设的建议》，建议进一步加强《健康北京"十二五"发展建设规划》的实施和指标落实；进一步完善健康城市工作机制，在市级层面建立高层组织协调机构；充分发挥社会组织和新闻媒体的推动作用，加强健康城市理论实践研究和国内外合作；整合区县实践和成功经验，加大支持和推广力度，积极转化和创新机制。

此外，中国医药卫生事业发展基金会和北京健康城市建设研究中心等合作先后出版了《北京健康城市建设研究》《北京健康城市建设研究报告

（2012～2013）》《中国健康城市建设实践之路》《北京健康城市建设研究报告（2015）》等，供市委市政府领导和相关中央单位参考，深入推动北京健康城市建设，破解城市发展中面临的全球性难题，将保护生态环境、促进人的健康等落到实处。《北京健康城市建设研究》是"继承奥运健康遗产，努力把北京建设成健康之都"的重要成果，备受瞩目，被列为北京市哲学社会科学特别委托重大项目。全书从15个方面对北京健康城市建设的现状、问题展开研究，提出有针对性的对策思路，对现阶段推动首都健康城市建设具有借鉴和参考价值。

同时，《北京健康城市建设研究》（英文版）和2012年出版的《中国健康城市建设研究》（英文版）由世界卫生组织驻华代表处向全球宣传，推广北京经验。王彦峰主编的《健康是生产力》作为北京市社科基金项目成果出版。该作品用唯物史观和唯物辩证法来对待人的健康问题，填补了健康理论的一个空白。中央电视台播出了"健康是生产力"系列专题片，《人民日报》（海外版）《红旗文稿》《公益时报》《健康大视野》等报刊相继发表了评价文章。

## 三 健康北京建设快速发展阶段（2016~2020年）

2015年9月，联合国通过《改变我们的世界——2030年可持续发展议程》，着重强调可持续发展理念要与经济、社会、环境并行发展，发展不以牺牲环境为代价。10月，党的十八届五中全会提出，要将"健康中国战略"上升为国家战略。"十三五"期间，在联合国可持续发展目标、健康中国战略的大背景下，我国健康城市建设进入了高潮期，健康北京也进入快速发展战略期。2016年至今，在北京市委市政府的领导下，在中国医药卫生事业发展基金会理事长王彦峰、全国爱国卫生运动委员会办公室的指导及全体同仁的合作下，在世界卫生组织驻华代表处、人民日报社《中国城市报》、北京爱国卫生运动委员会办公室、北京市哲学社会科学规划办公室、首都社会经济发展研究所、北京民力健康传播中心、北京健康城市建设研究中心、北京健康城市建设促进会的共同努力下，健康北京建设的各项实践活动持续稳步推进。

## （一）实践活动开展

### 1. 开展健康促进活动，宣传健康理念

2017年，北京市印发了《"健康北京2030"规划纲要》，召开"建设健康北京暨纪念爱国卫生运动65周年会议"，对全市各部门、各地区贯彻落实《"健康北京2030"规划纲要》的各项工作进行动员部署。北京市卫计委、市体育局、市教委、市总工会联合各区共同开展"健康北京周"宣传活动，组织"科普新星巡讲""健康北京LOGO征集"、义诊咨询、北京马拉松公开赛、全民健身"北京纪录"挑战赛、首都职工体质测试等系列主题活动395场次，30余万人次参与，营造了浓厚的社会氛围。

为深入实施健康中国战略，全面推进健康北京建设，积极践行"每个人是自己健康第一负责人"的理念，北京市陆续开展了冬泳活动、健康中国行——2018年北京健康科普专家巡讲活动、健康中国行——北京市健康科普大赛、以"健康骑行迎奥运，换碳骑行保蓝天"为主题的"北京自行车日"大型全民健身活动月、健康北京灭蚊行动、"世界无车日"大型全民健身活动月、践行"每天多骑一公里"的口号、"健康北京"社区健康风采文艺作品评选活动、健康北京周等一系列健康促进行动。其中，比较典型的有2018年"健康北京周"系列主题宣传活动。该活动是北京市第二次多部门联合开展的以"共筑健康北京 共享健康生活"为主题的推进健康北京建设的一项创新举措，开展了系列健康服务，推出了健康"5＋1"全民健康行动、"健康北京"社区健康风采文艺作品评选活动。该活动旨在鼓励和支持社区居民创作紧扣健康北京主题、贴近百姓生活的健康题材文艺作品，为市民提供展现健康风貌的平台，形成全社会广泛参与、崇尚健康的文化氛围。同时，让市民在寓教于乐中学习健康知识，掌握健康技能，从而提高健康素养。北京市卫生健康委员会还将优秀作品在全市范围推广，进一步弘扬和传递健康文化，推进健康北京建设，在新时代为健康中国建设

助力。

"首都十大健康卫士"推选活动是北京市卫生和计划生育委员会在首都医疗卫生机构开展的旨在培育和践行社会主义核心价值观的品牌活动。经过各单位层层推荐、全行业评选、网上投票、媒体公示传播，在行业内乃至全社会树立一批"立得住、叫得响、传得开"的首都十大卫士。该活动充分发挥了先进典型的示范带动作用，助力医药卫生事业改革，激励北京首都卫生计生事业建设，弘扬正气，营造良好氛围。

此外，为进一步宣传健康城市理念，北京健康城市建设促进会每年举办中国健康城市建设高层论坛暨《健康城市蓝皮书》发布会，并通过人民网、新华网、央广网、中新社、人民日报社《健康时报》、BTV 科教频道《健康北京》栏目等众多主流媒体报道宣传健康城市建设经验及健康城市理念，促进健康城市发展。2017 年，北京健康城市建设促进会理事长王鸿春接受关于"北京健康城市建设新趋势"和"健康城市的理论及实践经验对于雄安新区建设的借鉴意义"的主题专访。"讲好健康城市故事 推进健康中国建设"主题专访在《前线》（2017 年 3 月总第 438 期）杂志上刊登。"以人民为中心，打造健康雄安"的专访在《中国城市报》（2017 年 4 月 17 日第 117 期）刊登。

2. 京津冀健康城市联盟合作成果显现

2014 年 2 月 26 日，习近平总书记在听取京津冀协同发展工作汇报时强调："实现京津冀协同发展，创新驱动是面向未来打造新的首都经济圈，推进区域发展体制机制创新的需要……做好这项工作意义重大。"[1] 2016 年 3 月，由北京市健康促进工作委员会办公室主任刘泽军带队的联合调研组与天津市卫计委副主任王栩冬、天津市爱国卫生运动委员会办公室主任刘晓梅等就京津双城健康城市合作进行深入交流，并建言：通过协调两地资源，进行优势互补；加强京津爱国卫生联系，建立长效沟通机制；统一发展方向，共同制定"健康京津发展规划"；两地联动，共同戒烟等共促京津双城

---

[1] 《习近平关于社会主义经济建设论述摘编》，中央文献出版社，2017，第 247 页。

健康城市协同发展。①

2017年5月，为落实京津冀协同发展战略，建立爱国卫生工作协同发展机制，京津冀三地爱卫办发起京津冀健康城镇建设工作座谈会。京津冀三地健康城市试点市（区）——北京市西城区、天津市和平区、河北省迁安市——签署了健康城市示范区战略合作框架协议，并成立了京津冀健康城市建设联盟。为进一步促进京津冀健康城市协同发展，2017年8月，三地爱委会、卫计委在北京联合举办了首届"京津冀健康城市建设论坛暨纪念爱国卫生运动65周年峰会"，以推广新时代健康理念、提高大众健康素养、推动健康城市建设为核心，交流分享国内外最新动态及相关政策解读，开启了三地爱国卫生共建共享的有益探索。峰会设一个主论坛，五个分论坛，来自世界卫生组织，国家卫生健康委，京津冀三地的社区、医院、企业等1000余人参加峰会，开启了三地共建共享健康城市的新纪元。

2018年5月，京津冀健康城市建设联盟秘书处协助京津冀三地爱卫会和卫计委联合主办主题为"携手新时代 共享大健康"的京津冀健康城市建设第二届峰会，并组织开展了"第31个世界无烟日宣传活动暨京津冀无烟环境建设"和"互联网+慢病管理"两个分论坛，加深京津冀三地健康城市建设工作经验交流。

2019年11月11日，京津冀健康城市建设第三届峰会在河北省黄骅市隆重召开。本届峰会由北京、天津、河北三省（市）卫生健康委、爱卫会主办，沧州市爱卫会、黄骅市人民政府承办，以"健康京津冀，我们同行动"为主题，围绕慢性病防控、爱国卫生与健康城镇建设、控烟立法与无烟环境建设、健康行动健康促进、病媒生物控制与大型活动保障、健康产业内容做经验分享和交流。来自世界卫生组织、国家卫生健康委以及京津冀等地的600人齐聚一堂，共商三地健康发展大计。

3. 打开视野，借鉴国内外经验

2016～2020年，为推进北京健康城市建设快速发展，北京市不仅加强与国内健康城市的交流，参与组织各类全球性会议，还与多个世界组织合

---

① 《京津协同联动谱写健康城市"双城记"》，《北京健康城市会刊》2016年第1期。

作，用更宽广的国际化视角保持北京健康城市建设的研究工作始终走在前列。在国内，北京市组织参与了"创新驱动城市行——中国城市报专家顾问委员会走进资阳"调研咨询会议、《健康城市白皮书》初稿研讨会、《健康北京2030行动纲要》编制研讨会、中国老龄宜居养生服务工作经验研讨会、第九届健康中国（2016年度）论坛、中国城市品牌建设研讨会、北京市卫生与健康大会、全国卫生城镇和健康城市工作经验交流会、老年健康专业委员会成立大会暨首届学术论坛、北京市健康促进和爱国卫生工作会、全国皮书年会、北京市哲学社会科学规划工作会、以"总结城市品牌创建经验，促进城市高质量发展"为主题的中国城市大会等全国性会议。

2019年4月15日，北京市政府召开新一届爱国卫生运动委员工作会，此次大会是在全面贯彻落实党中央关于新时代爱国卫生运动和健康中国战略的一系列要求下召开的，主要任务是认真总结近年来全市爱国卫生运动的工作成效，学习交流好的经验做法，开阔视野、拓宽思路，持续深入推进爱国卫生运动和健康北京建设，大会取得丰硕成果。在国际方面，北京市组织参与了第九届全球健康促进大会、第十二届中国国际投资贸易洽谈会、2018健康中原全球论坛暨"一带一路"大健康产业国际合作大会、以"互塑和推动——改革开放与全球化的新未来"为主题的第四届中国与全球化论坛和"无烟城市建设"北京国际论坛等全球性会议；并与日本经营管理教育协会连续四年合作举办健康城市建设研讨会、健康产业研讨会，交流两国健康城市建设经验，并达成战略合作；与世界卫生组织驻华代表处合作开展2016~2017双年度合作项目——起草"中国医养结合现状及推进策略研究"，并不断就合作项目开展经验交流和阶段性项目评估。

4. 开展健康中国专项行动

"健康中国行"是健康促进的全国性品牌活动。为深入推进健康中国建设，北京市于2016年4月启动了"健康中国行"主题宣传活动。根据国家卫计委的统一要求，北京市卫计委结合世界人口日主题启动了2016年"健康中国行"北京地区宣传周。7月11日，恰逢世界人口日，北京市在海淀区工人文化宫举行了第27个世界人口日宣传活动暨"健康中国行"北京宣传周启动仪式，国家卫计委、全国妇联、联合国人口基金驻华代表处、健康报社、中国人口报社、中国人口出版社、北京市卫生计生委、海淀区政府和区卫计委相关领导出席活动。作为全国 2016 年"健康中国行"活动的重要环节，北京市卫计委、健康报社在北京海淀公园组织了百人健步走活动，健步走队员以实际行动践行"健康中国行，健康北京人"的精神理念。

宣传周期间，全市各区高度重视，全面部署并启动辖区宣传周工作，围绕健康中国战略、健康北京人建设、卫生计生文化、健康素养 66 条等内容，在辖区内组织举办"健康中国行"各项活动。据不完全统计，全市各区、各级医疗机构共开展"健康中国行"主题大课堂及咨询活动 233 场；1.75 万余人次参与；张贴宣传海报 2.3785 万张；摆放宣传展板、横幅 1435 块；发放宣传品宣传材料，如折页、小扇子、扑克牌、鼠标垫、购物袋、饮水杯等 60 余种 10 万余份；发放《健康 66 条——中国公民健康素养读本》近万册、《健康大百科》系列丛书 200 套。各区通过公益宣传片、健康教育官方微博矩阵、微信公众号等普及健康知识，充分营造健康生活氛围，强化"健康中国行"品牌效应，提升公众健康素养。

"健康北京戒烟大赛"于 2016 年 5 月 31 日在北京"鸟巢"国家体育场正式启动。大赛于 6 月 1 日开始报名，7 月 1 日开始戒烟，本次戒烟大赛反响热烈，共有 8857 人报名参加。中国控烟协会会长胡大一教授表达了对本次戒烟大赛的期望；著名影视明星周海媚作为本次大赛的形象大使，带头开始戒烟。"健康中国行"主题宣传周期间，正值戒烟参赛人员戒烟症状出现时期，全市发挥戒烟门诊、戒烟热线和各类新媒体作用，为戒烟人群提供各项戒烟服务。全市在公交站台、法制晚报、健康杂志等各类媒体开展控烟宣传，动员有戒烟意愿的烟民参与戒烟行动，帮助参赛者度过 100 天的戒烟期。截至 2016 年 10 月 17 日，已有 716 人回复成功戒烟 100 天。

围绕《"健康中国 2030"规划纲要》《健康 66 条》等健康促进重点工作内容，全市开展健康促进和健康教育工作人员集体学习，普及健康中国和健康北京理念，提升宣传意识和传播能力。积极发挥市级健康科普专家作用，举办了"健康中国行——北京健康科普专家巡讲"等系列活动，组织市级科普专家在公安系统、社区、机关、企事业单位、学校等各类场所开展健康巡讲近百场。制作"健康素养66条"标准化课件，利用"市疾控中心健康大讲堂"平台，邀请权威专家举办健康讲座，向公众普及健康素养66条等科普知识。截至2016年9月底，全市共开展各类健康大课堂8752场。

此外，健康城市建设的开展注意利用全媒体宣传。自2016年以来，北京市卫生健康系统陆续与北京市的电视台、电台、报刊、网络等主流媒体建立长期合作栏目14个，如《养生堂》《我是大医生》《健康北京》《快乐生活一点通》《我爱问医生》等，并与北京电视台总编室合作定期制作并播出公益广告，成为全市发布健康信息、传播健康知识的重要渠道。据统计，2011~2017年，北京市卫生健康系统与主流媒体共同制作专题节目969期，播放音像资料7063种，累计播放27.6万小时；在报纸上发表科普文章338篇，刊发健康专版176期，累计受众8060万人；向媒体推荐选题460个，媒体选定率达80%以上；在歌华有线电视设立《健康到你家》专栏，截至2019年11月，栏目阶段性连续播放科普视频26部，点播次数为1838824次。

同时，北京市健促办加强新媒体应用，自2016年起，相继开发创建了"健康北京"App手机客户端、"健康北京"头条号、北京健康科普抖音号等，截至2019年累计发布科普文章94篇、视频39部，制作发布科普抖音18部，最高阅读量为1.7万，总阅读量为137.3万。

2015年和2017年，北京市健康促进工作委员会、北京市卫生健康委员会联合北京电视台在全市成功举办两届北京市健康科普大赛活动，各区、各有关单位积极响应，广泛参与，通过内部评比、市级推荐、选手培训、复赛、决赛、网络投票、作品推广、健康巡讲等多种形式，遴选、推出和打造了一批优秀健康科普专家和健康科普团队，并授予相应的市级荣誉，有效满足市民多元化的健康知识需求，同时有力地提升了全市的健康科普工作能力，在全市营造浓郁的健康科普传播氛围，取得较好的社会传播效果。

此外，北京市卫生健康系统还组织开展了2017年"健康中国行——合理膳食宣传教育"系列活动，与中央直属机关、北京市直属机关、市教委、市公安局等部门合作，重点针对公务员、干部、教师、中小学生、公安干警等在职人群开展百场健康巡讲，受益人数达 1.5 万人次；组织开展北京市健康科普大赛，全市共 55 个团队 165 名队员参赛，最终 10 个团队分别获得团队一、二、三等奖；强化健康科普宣传，与北京电视台、北京电台、北京晚报、法制晚报、头条、新华网、健康北京微信公众号等多家主流媒体持续合作，制作播出合作节目 93 期，刊载健康知识专版 54 期，刊载健康科普文章 144 篇，发布科普视频 90 部；制作健康公益广告 2 部，在北京电视台所属频道播出 1500 余次。精选 10 部健康科普视频在全市各级医疗卫生机构中进行播放，播放频次为 500 万次左右；精选"2017 年健康中国行——北京市健康科普大赛"优秀科普文章，出版《健康到你家——科普达人谈健康》科普书籍，并免费向市民发放。2017 年，全市共举办各级各类健康大课堂 1.6 万场，直接受益人群达 80 万人次。

2016 年 5 月，国家卫计委召开"关于开展健康城市和健康村镇建设指导意见"论证研讨会。"健康中国"战略的实施要以健康城市、健康村镇、健康细胞为三大抓手，统筹推进健康村镇和健康城市同步建设，全面落实健康细胞工程建设。为推进健康城市建设，北京市开展了西长安街街道义达里社区、怀柔区前辛庄村和龙湖新村社区健康细胞调研活动，考察健康北京建设成效。北京市健康城市调研组还为其他城市做健康城市规划、分享经验总结，并前往安徽省和海南省琼海市、三亚市、保亭县以及新疆维吾尔自治区克拉玛依市等开展调研活动，考察健康村镇、健康细胞工程。

北京健康城市建设促进会课题组承接《三亚市健康城市健康村建设规划（2018—2020 年）》编制工作，多次前往三亚市实地调研，了解三亚市健康城市健康乡村建设情况。其间，考察了三亚市青塘村、中廖村等几个美丽乡村，三亚亚龙湾国际玫瑰谷、海棠湾·上工谷等健康产业。受海南省三亚市爱卫办委托，北京健康城市建设促进会课题组前往三亚市进行 2018 年度健康城市健康乡村建设工作评价，课题组走访调研了海棠区、吉阳区、天涯区、崖州区等 4 个区和部分村，现场实地调研，与相关部门进行座谈、查看资料，并形成评价报告。承接海南省保亭黎族苗族自治县健康城市健康村镇建设规划课题，完成《保亭县健康城市健康村镇建设规划（2018—2025 年）》。受海南省琼海市爱卫办委托，北京健康城市建设促进会课题组前往琼海市进行 2018 年度健康城市健康村镇建设工作评价，走访调研了博鳌镇、长坡镇、塔洋镇、阳江镇、龙江镇等五个镇和部分村，现场实地调研，与相关部门进行座谈，查看资料，并形成评价报告。受新疆维吾尔自治区克拉玛依市爱卫办委托，北京健康城市建设促进会课题组承接"健康克拉玛依基线调查及规划"项目。课题组前往克拉玛依市调研，并与克拉玛依市爱卫办等相关领导召开座谈会，先后对克拉玛依市中心医院、新疆油田分公司采油一厂、克拉玛依市第二小学、天山路街道社区卫生服务中心、北京师范大学克拉玛依附属学校等五个重点场所进行了实地调研。

5. 新型冠状病毒疫情防控

新冠肺炎疫情是新中国成立以来传播速度最快、感染范围最广、防控难度最大的一次突发性重大公共卫生事件。以习近平同志为核心的党中央高度重视，坚持把人民群众生命安全和身体健康放在第一位，领导全国上下迅速打响了疫情防控人民战争、总体战、阻击战。习近平总书记多次主持召开重要会议进行研究，深入抗疫一线视察，并发表一系列重要讲话，做出一系列重要指示。在党中央的坚强领导下，全国上下万众一心、众志成城，经过艰苦奋战，疫情防控阻击战取得重大战略成果。

北京作为中国的首都，是全国的政治中心、文化中心、国际交往中心和科技创新中心。因为北京与全国各地乃至世界各国联系紧密，在这次疫情防控过程中，北京面临境内、境外双重压力，必须充分运用多年来健康城市建设打下的基础和总结的经验，把疫情防控工作抓细抓实，须臾不能松懈、不能麻痹大意。北京市迅速部署疫情防控工作，市委市政府成立新型冠状病毒感染肺炎疫情防控工作领导小组并召开会议。市委书记蔡奇强调，要坚决贯彻习近平总书记对新型冠状病毒感染的肺炎疫情的重要指示精神，把人民群众生命安全和身体健康放在第一位，全力抓好疫情防控这一当前紧要任务，落实责任、关口前移、多措并举、严加防控，及时回应社会关切，坚决维护首都社会大局稳定。①

北京市疫情的发展经过了境内输入、输入病例和北京的本地传播并存、境外输入为主以及外防输入、内防反弹四个阶段。

北京市在疫情防控初期有 104 个发热门诊，分布在二三级医院，起到了非常好的"探头"和"预警机"的作用，所以前期和后期的病例，很多都是通过发热门诊发现的，为实现早发现、早报告、早隔离、早治疗，为疫情防控特别是为后期提高治愈率、控制病亡率创造了良好的条件。北京市卫生健康委在 2020 年 1 月中旬组建了新冠肺炎医疗救治专家组，在 2 月中旬又专门针对危重症病例成立了重症救治专家组。其中，北京地坛医院以及北京佑安医院、解放军总医院第五医学中心等都为救治重症病例做出了巨大贡献。此外，疫情防控期间，北京市再次启动了在"非典"中发挥巨大作用的小汤山医院，按照传染病医院救治需要对其进行了新的规划设计，使其能够同时完成检验筛查和救治工作。北京市卫生健康委从市属的 21 家医院抽调了 1000 多名医护人员，增援小汤山医院，再加上小汤山医院自己的力量，组成了救治团队，和地坛医院、佑安医院、解放军总医院第五医学中心形成很好的配合，在市级层面完成定点医院救治任务中发挥了重要的作用。

北京之所以能够迅速发现、迅速诊断，是因为较早地进行了核酸检测培训，这对早期快诊快检起到了推动作用。北京切实做好疫情联防联控工作，从 2020 年 1 月 24 日起，迅速启动突发公共卫生事件联防联控应对机制一级响应，每天召开工作调度会，研判疫情，协调各区各部门形成防治合力。4 月 30 日，突发公共卫生事件联防联控应对机制从一级调为二级，北京市也成立了新冠肺炎疫情防控工作领导小组，下设医疗保障、交通保障、商品供应、重大活动服务保障、舆情应对、社会稳定、高校工作等七个小组，实现了央地和军地的协同作战。在推进属地化协调联动方面，北京市也做了大量的探索，充分发挥党建引领、街乡吹哨、部门报到的工作机制，

---

① 《北京市委市政府成立新型冠状病毒感染的肺炎疫情防控工作领导小组》，《北京日报》2020 年 1 月 23 日。

大量的志愿者、干部、群众下沉到社区自愿参与疫情防控，不断扎实北京社区防控工作，使老百姓拥有更加安全的社区环境。另外，从 2 月下旬起，针对京外输入病例比较多的情况，北京市成立了首都严格进京管理联防联控工作机制，铁路、民航、移民局、海关等众多中央部门共同参与，为首都疫情防控贡献了积极的力量。

（1）北京市社区卫生服务机构发挥作用。开展疫情防控工作以来，北京市社区卫生服务机构主要承担了三项任务：第一项任务是预检分诊，通过初筛把疑似的病人及时甄别出来（比如有发热、呼吸道症状而且有流行病学史的），由 120 专车转到大医院的发热门诊。社区卫生服务中心和社区卫生服务站无论是工作日还是周六、周日、节假日，24 小时随时待命进行该项工作。第二项任务是对密切接触者进行居家医学观察。医务人员主要通过电话方式沟通，每天两次，连续 14 天和密切接触者进行沟通和交流，持续了解密切接触者的症状、体征等健康方面的问题并对密切接触者进行健康教育、健康指导。在 14 天的封闭式管理过程中，家庭医生团队负责密切接触者所有健康方面的问题。第三项任务是健康教育。北京市西城区德胜社区卫生服务中心是完成该项工作的佼佼者。北京市西城区德胜社区卫生服务中心辖区一共有 12 万人口，包括科研院所、企事业单位，也包括小学、中学、幼儿园、社区。因疫情防控期间不能聚集，北京市西城区德胜社区卫生服务中心的领导班子号召全体党员、团员、中层干部带头，用了短短三天时间，把科学的知识、技能一共录制了 21 个时长仅有 2 分钟但涉及百姓密切关注的方方面面问题的小视频，通过微博、微信公众号、官方网站，通过街道、居委会，传送到千家万户，达到了很好的健康教育效果。此外，社区卫生服务机构还承担了初三、高三学生的复课，企事业单位、科研院所的复工复产等疫情防控的指导工作。

（2）北京疾控中心在疫情防控中突出专业指导。在疫情防控工作中，北京疾控中心对整个社会面的防控进行全面、专业指导。第一，在公众方面，北京疾控中心提出健康防护知识指引。在疫情防控初期制订了健康教育和宣传方案。2020 年 1 月下旬，北京市疾控中心专门成立了从未有过的社会防控组。这个防控组涉及疾控中心方方面面的专业领域，包括传染病防治，消毒，健康教育，食品卫生、环境卫生、学校卫生。因为涉及的行业比较多，北京市疾控中心组织了一个比较强的社会防控专家团队，每天分析形势，查找社会面防控的薄弱环节，动员社会力量参与防控工作。北京市疾控中心提出了一个特别的理念，对病人一人一策，对企业是一企一策，比较精准的防控理念，最大限度地降低集体单位发生聚集性疫情。北京市疾控中心针对公众、企事业单位发布了 30 个防控指引，还对接了北京市的 17 个行业主管部门，指导他们发布了 47 个行业指引。第二，为保证复工复产，精准对企业进行指导。随着疫情的发展，要复工复产、恢复生产秩序，但同时还要做好疫情防控。北京市疾控中心专门制订了防控期间单位和部门制订防控方案的指导方案，帮助企业、单位制订防控方案，教会他们做防控方案。北京市疾控中心积极调动全市的疾控力量，包括 16 个区的疾控力量，到企业、辖区的单位进行相关的、具体的技术指导，同时对北京市疾控中心提出的一企一策的落实情况进行督导检查，帮助企业整改，让企业实施规范的防控方案。据统计，到 2020 年 2 月下旬，北京市疾控系统共指导 13228 家企事业单位制定了防控指引，向市复工复产组呈交了 81 份一企一策的指导报告，还对各行业包括复工复产、复商复学、复游等企业提出的技术方案进行评估，在做好疫情防控的同时，统筹推动生产生活秩序的恢复。①

（3）深入开展爱国卫生运动，助力全面打赢新冠肺炎疫情阻击战。爱国卫生运动是把群众路线运用于卫生工作的伟大创举和成功实践，是我国防控传染病的一个传统法宝。疫情发生以来，习近平总书记多次强调："要坚持预防为主的卫生与健康工作方针，大力开展爱国卫生运动。"② 北京市委市政府高度重视这项工作，主要领导直接部署，多次对开展爱国卫生月

---

① 《国务院联防联控机制权威发布》，中国政府网，http：//www. gov. cn/xinwen/gwylf｜kjz｜20/index. htm，最后访问日期：2021 年 2 月 10 日。

② 习近平：《在统筹推进新冠肺炎疫情防控和经济社会发展工作部署会议上的讲话》，人民出版社，2020，第 27 页。

活动做出批示，要求全市结合疫情防控，认真落实爱国卫生月的各项工作。

为进一步深入开展爱国卫生运动，助力全面打赢新冠肺炎疫情阻击战，北京市爱卫会于2020年4月在全市启动开展第32个爱国卫生月活动。为做好本次爱国卫生月活动，北京市爱卫会进行了周密部署，先后印发《关于开展第32个爱国卫生月活动助力打赢新冠肺炎疫情阻击战的通知》《关于做好爱国卫生月宣传工作的通知》，结合北京市疫情防控特点和春季爱国卫生工作重点，在全市持续开展爱国卫生宣传动员、环境卫生整治、居家环境和工作场所环境卫生清理、春季灭鼠、国家卫生区镇创建等工作，推动社区管理、群众运动、疫情防控三者有机结合，极大地促进了疫情防控工作。

北京市爱卫办围绕本次爱国卫生月主题，设计各类宣传资料，利用8个宣传视频及宣传海报，通过电视、公交、地铁、户外大屏，以及网站、微信公众号等多途径广泛宣传。全市各区、各单位围绕14条爱国卫生宣传用语、10条宣传核心信息，在街乡、社区、单位广泛宣传爱国卫生运动，倡导健康生活方式。各区高度重视，有效部署，积极响应爱卫月工作。东城区、朝阳区、丰台区、顺义区、门头沟区、怀柔区、平谷区、密云区由区委书记部署全区爱国卫生月活动；朝阳区、门头沟区、怀柔区、平谷区、延庆区四套班子率先垂范，同广大群众一起参加爱卫月环境卫生大扫除活动；各街乡、各机关企事业单位也积极动员，全面部署开展爱国卫生活动。

2020年4月7～13日，北京市在全面开展环境治理的基础上，重点做好春季灭鼠工作，不断完善防鼠设施，加强灭鼠投药工作，为全年病媒生物防控工作奠定良好的基础。继续以"防疫有我，爱卫同行"为主题，利用各类媒体，不断加大宣传力度，努力提高群众文明卫生素养和健康水平。

4月18日为全市周末卫生日，北京市统一组织开展环境卫生大扫除活动。4月18日上午，市委、市人大、市政府、市政协以及市高法、高检等领导以党员回社区报到形式，分别参加了居民社区、地铁站、北京航空航天大学等社区和单位的环境卫生大扫除活动。各区、街乡党员干部也下沉到社区，与广大群众一起参加周末卫生日活动。各街道、乡镇精心安排，结合当前疫情防控形势，组织发动辖区机关、企事业单位、社区和村的广大党员干部、单位职工、居民和社区志愿者等统一行动，主要开展三个方面的工作。一是认真开展环境卫生清理。广泛发动社区居民、村民和驻区单位干部职工清洁居家环境、公共环境和办公环境，清理庭院、外环境、楼道等堆积杂物、陈旧垃圾，消除卫生死角。二是深入做好健康知识宣传。自 3 月下旬起，已有 15 个区先后参加了全市疫情防控新闻发布会，介绍各自爱国卫生开展情况。北京市爱卫办制定 10 条爱国卫生月核心宣传信息，制作 13 个视频、8 版海报、14 条宣传用语，发放各类宣传材料 181 万份，利用城市大屏幕、地铁公交移动电视、歌华有线、网络视听媒体、社区宣传栏等深入宣传爱国卫生运动和文明健康生活方式，广泛普及居家环境清洁、疫情防控防护、公共卫生维护等知识内容，动员广大群众积极参与线上爱国卫生知识竞答等活动，引导居民改变不文明、不健康行为。各街乡和社区卫生服务中心（站）设立宣传点，向广大群众发放健康知识宣传材料，广泛宣传传染病防控知识、《健康素养 66 条》、个人防护指南以及首都市民卫生健康公约征求意见稿等，引导群众正确认识疾病、科学自我防护。三是强化社区联防联控。按照"外防输入，内防反弹"的总要求，做好社区疫情防控，坚持落实测体温、重点人员防控、环境清洁、预防性消毒、开窗通风等措施。按照全国爱卫办和市委市政府的部署，深入推进爱国卫生工作，广泛发动群众积极参与健康北京建设和疫情防控工作。

（4）抓实抓细常态化疫情防控，稳步推进免疫规划疫苗接种。疫情发生以来，北京疫情防控工作领导小组统一部署，在统筹做好疫情防控工作的同时，全市免疫规划疫苗接种服务工作持续有序开展。一是组织北京市疾控中心制定并发布了《新冠肺炎流行期间儿童预防接种防控指引》，指导市民在疫情防控期间合理安排接种免疫规划疫苗时间，科学防护，降低疫情对预防接种的影响。二是全市各接种点按照统一要求，在坚持疫情防控不放松的前提下，优先安排国家免疫规划疫苗接种、补种及其他疫苗后续剂次接种工作，保障疫苗接种效果。三是利用 4 月 25 日全国儿童预防接种日，积极开展科普宣传，宣传贯彻国家疫苗管理法，切实增强居民疫苗接种意识和法律意识。

全市 450 家常规免疫规划门诊在疫情防控期间持续提供安全优质服务。截至 6 月底，全市儿童免疫规划疫苗共接种 211.8 万人次，接种率为 99.8%，总体接种率略高于 2019 年同期 99.4% 的水平，全市预防接种服务持续保持良好平稳扎实局面。截至 2020 年底，北京市纳入免疫规划的疫苗可预防疾病 18 种，是目前扩大免疫规划疫苗种类最多、覆盖人群最广的省市之一。下一步，北京市在抓实抓细常态化疫情防控的同时，继续稳步推进免疫规划疫苗接种工作，持续落实疫情常态化防控要求，加强接种场所日常通风、消毒、测温、验码、保持一米线等措施，保障各接种点环境安全；依法加强预防接种规范化管理，严格落实"三查七对一验证"要求，为受种者提供安全的接种服务；广大市民通过网络、电话等形式就近联系预防接种门诊预约接种，合理安排接种时间、时段，避开人流高峰期，减少人员聚集。

（5）加强健康北京行动宣传，推广疫情防控健康知识。为贯彻实施健康中国战略，党中央、国务院先后印发了《"健康中国 2030"规划纲要》《健康中国行动（2019—2030 年）》等文件，提出了健康中国建设的"路线图"和"施工图"。2020 年 2 月，北京市政府正式批复《关于推进健康北京行动的实施方案》，成立了由 36 个市级部门组成的健康北京行动推进委员会。3 月，健康北京行动推进委员会印发《健康北京行动（2020—2030年）》，明确提出深入开展 20 项健康北京行动，到 2022 年，城乡健康环境持续改善，影响健康的危险因素得到积极治理，全民健康素养稳步提高，人均健康期望寿命稳步增长；到 2030 年，健康生活方式全面普及，居民健康素养、主要健康指标保持国际先进水平。20 项健康行动分别为健康政策推进行动、工作体系加强行动、健康素养提升行动、合理膳食推广行动、全民健身普及行动、无烟环境营造行动、心理健康促进行动、慢性病防治行动、传染病防控行动、家庭健康母亲守护行动、老年健康促进行动、残疾人康复促进行动、校长推进健康行动、医务人员倡导健康行动、企业管理者推进健康行动、厨师促进健康行动、健康环境提升行动、安全出行保障行动、京津冀健康协同发展行动和全球健康治理参与行动。每一项行动均设定了 2022 年和 2030 年目标。围绕 20 项健康行动，已制定 80 项工作措施和行动任务，推进 115 项行动指标落实。

为进一步提升广大市民的健康素养，将疫情防控成果转化为首都市民卫生健康理念和行为，健康北京行动推进委员会办公室等十部门联合起草了《首都市民卫生健康公约》（征求意见稿），并于 2020 年 4 月 17~24 日向社会公开征求意见。《首都市民卫生健康公约》（征求意见稿）得到广大市民的高度关注，征求意见期间，中央和北京的主要媒体及网络新媒体平台给予了积极报道和介绍，引起了市民的持续关注。广大市民普遍支持制定实施卫生健康公约，也提出了很多宝贵意见建议，主要集中在科学健身、心理健康、文明习惯以及保护环境等方面。比如，本市一位 93 岁高龄的老先生，请家人代笔提出了"坚持体育锻炼""家邻同仁和睦"等一些很有针对性的合理建议。新修订的《首都市民卫生健康公约》共有十个方面，简称"卫生健康公约十条"。5 月 2 日，《首都市民卫生健康公约》正式发布。健康中国，营养先行。5 月的第三周，也就是 5 月 17~23 日是第六个全国全民营养周，主题为"合理膳食、免疫基石"。5 月 20 日是第 31 个中国学生营养日，广大市民积极参加合理膳食健康行动，科学搭配日常饮食，打好身体健康的基础，为抗击疫情做出自己应有的努力。

为加强健康北京行动的宣传，推广疫情防控的健康知识，5 月 31 日至 6 月 6 日北京市开展了"健康北京周"主题宣传活动。本次"健康北京周"主题宣传活动，结合健康北京行动任务内容，每日安排不同的宣传主题，以线上宣传形式为主，健康北京行动推进委员会办公室和市卫生健康委邀请 17 位卫生、教育、餐饮、体育、文艺等领域的专家学者或知名人士，拍摄制作了 17 部公益广告，在各区、各相关部门、各医疗卫生机构以及户外大屏幕、楼宇电视、移动电视和各类网络平台播放；结合线上传播特点，制作了 21 幅一图读懂《健康北京行动（2020—2030）》，以图文并茂的形式概括展现各项行动的核心信息，宣传展示未来 10 年健康北京行动的具体措施及预期目标，宣传推广健康行动；通过广播电视台、户外媒体、新媒体网络、学习强国学习平台以及微信公众号等形式，打造全媒体矩阵，每日多点位多频次宣传。移动电视、广播电视等媒体曝光量达 500 万次，爱奇艺、快手等网络视听平台点击量达 7400 万次。

"健康北京周"主题宣传活动期间，全市继续大力宣传推广健康北京行动。结合疫情防控，围绕合理膳食、控烟限酒、心理健康、垃圾分类、科学健身、社交礼仪等重点，在电视台、电台、报刊开设系列专家访谈栏目，邀请相关领域专家详细解读条款内容、推进措施、进展情况及典型案例，并在新媒体持续播出宣传画和宣传公益广告，推进健康北京行动深入实施，不断提升市民健康素养，进一步增强首都疫情防控的有效性。目前，健康北京行动推进委员会办公室和北京市爱国卫生运动委员会办公室联合各相关部门，结合疫情常态化防控要求，着手研究建立健康北京行动推进情况的监测评估办法，自 2020 年开始每年实施动态监测评价，适时调整相关内容和指标，确保各项行动更有针对性、更富成效。下一步，健康北京行动推进委员会和市爱国卫生运动委员会办公室将强化四方责任，统筹推进宣传、实施、监测和评价等相关工作，统筹推进各项健康行动和爱国卫生运动。

6 月 5 日，北京市疾控中心在医疗保障组的指导下，根据疫情变化组织公共卫生领域专家，发挥专业优势，会同相关部门编制发布了针对市民大众、特定人群、不同场所的 78 个防控指引，为北京疫情防控提供了科学指导。为做好常态化疫情防控，做好全市应急响应由二级调整为三级后的防控工作，促进常态化防控措施的落实，北京市组织专家编写并发布了《北京日常防疫指引》，内容涵盖市民交通出行、外出就餐、购物、游玩、休闲娱乐、文化交流等生活场景以及商务洽谈、田间务农等工作场景的方方面面，其中包括管理者在防疫方面应该做到哪些，市民应该遵守哪些规范等，并对如何佩戴口罩、预防性消毒、健康使用空调、患病后如何就医等提出科学建议，目的是将常态化防控融入日常工作生活，引导大家从生活细节做起，强化自我保护意识，让戴口罩、勤洗手、常通风、不扎堆、保持社交距离、健康饮食习惯等成为日常生活工作的行为规范，引导市民养成健康生活习惯，做自己健康的"第一责任人"。

为广泛传递榜样精神和力量，致敬抗疫白衣天使，2020年6月9日下午，北京市卫生健康委与首都文明办主办的"北京榜样致敬抗疫英雄"活动在京举行。北京榜样代表、北京市援鄂医疗队代表和医护人员代表欢聚一堂，大家共同聆听、回顾抗疫故事，致敬抗疫英雄。

2020年6月11日，北京市时隔56天又出现新增本地确诊病例。北京市委市政府高度重视，专业机构根据前2个病例的流行病学调查结果，迅速判定新发地牛羊肉综合交易大厅为高风险点位。新发地批发市场聚集性疫情发生后，北京市委市政府成立赴丰台区专项工作组，驻丰台区调度指挥。根据疫情变化，16日北京市突发公共卫生事件应急响应级别由三级调至二级，坚持"外防输入，内防扩散""及时发现、快速处置、精准防控、有效救治""三防""四早""九严格"，全市上下迅速行动，采取最坚决、最果断、最严格的防控措施，科学精准的有效施策，调整疫情防控分区分级标准，将风险分区划定至社区（村），管控措施进一步精准到更小单元。第一时间控制传染源，切断传播途径，织密织紧疫情防控网络，在两个潜伏期内实现了确诊病例零增长，有效遏制了疫情扩散蔓延，防控形势持续稳定向好。

7月20日后，北京市突发公共卫生事件应急响应级别由二级调至三级后，北京市仍严格坚持十项措施。市民仍然需要始终保持警惕，做疫情防控的第一责任人，出现发热等可疑症状时要及时报告、及时就诊，严格落实好自己和家人的防控措施；同时，也要做好秋冬季可能出现疫情的应对准备，深入广泛开展好爱国卫生运动，把环境整治、公共场所规范、社区消杀、垃圾分类、健康监测、个人防护等纳入其中，将战疫中形成的好习惯、好做法融入日常工作生活。

自2020年初新冠肺炎疫情发生以来，北京市坚持把疫情防控作为压倒一切的头等大事，在中央的统一领导下，科学防治、精准施策，抗击疫情取得重大战略成果。特别是经过新发地聚集性疫情的"战时考验"，全市上下对疫情的复杂性、严峻性、长期性，都有了更加深刻、更加真切的认识。

当前，境外疫情仍在加速扩散蔓延，境内个别地方仍不断有病例和聚集性疫情出现，首都疫情风险随时随地存在。随着全市应急响应级别由二级下调为三级，生产生活秩序加快回到正轨，经济活动强度大幅上升，人员流动显著增加，加之低风险地区的跨市地面公交、省际长途、旅游包车、出租汽车出京客运逐步恢复，"外防输入，内防反弹"的压力同步增长。风险面前，更要求我们始终绷紧疫情防控这根弦，时刻保持戒备状态，防松劲儿、防漏洞、防反弹，不断巩固拓展疫情防控成果。

## （二）政策文件支持

2016 年 6 月，北京市卫生和计划生育委员会、北京市发展和改革委员会发布了北京市第二个健康城市建设五年规划——《北京市"十三五"时期健康北京发展建设规划》。开展健康北京建设，是落实健康中国战略，打造国际一流和谐宜居之都的重要举措。该规划围绕健康人群、健康服务和健康环境，明确了健康北京建设的指导思想、基本原则、发展目标、主要任务和保障措施，体现了"将健康融入所有政策"，为推动首都经济持续健康发展、率先全面建成小康社会提供有力保障。

2016 年 8 月，习近平总书记在全国卫生与健康大会上指出："没有全民健康，就没有全面小康。"① 健康的重要性进一步凸显。为实现全民建成小康社会的目标，必须高度重视全民健康事业。将人民健康放在优先发展的战略地位，为实现"两个一百年"奋斗目标打下坚实的健康基础。2016 年 10 月，《"健康中国 2030"规划纲要》在全国印发实施，正式提出把健康城市和健康村镇建设作为推进健康中国建设的重要抓手，把健康融入城乡规划、建设、治理的全过程，促进城市与人民健康协调发展。"健康中国""健康城市"已上升为国家战略，不仅成为中国家喻户晓的口号，更成为各级政府工作的重要组成部分。

2016 年 11 月，国家卫生计生委疾病预防控制局（全国爱卫办）发布了《全国爱卫办关于开展健康城市试点工作的通知》，确定了北京市西城区等

---

① 《习近平谈治国理政》第 2 卷，外文出版社，2017，第 370 页。

38 个国家卫生城市（区）作为全国健康城市建设首批试点城市（区）。要求全国试点城市（区）要将健康城市建设作为政府优先发展战略，制定健康城市发展规划，将健康融入城市规划、建设、管理全过程，持续改进自然环境、社会环境和健康服务。

2017 年 3 月，为深入贯彻落实全国爱国卫生与健康大会精神和《"健康中国 2030"规划纲要》，动员各方面力量促进北京市卫生与健康事业发展，全力推进健康北京建设，进一步提高人民群众的健康水平，北京市提出《关于促进卫生与健康事业改革发展的意见》。同年 9 月，中共北京市委、北京市人民政府正式印发《"健康北京 2030"规划纲要》，从健康人群、健康社会、健康环境、健康服务、健康产业等方面全面推进健康北京建设，建设健康中国首善之区，进一步贯彻落实了全国卫生与健康大会精神和《"健康中国 2030"规划纲要》。

2017 年 10 月，习近平总书记在党的十九大报告中明确指出"实施健康中国战略"，强调"要完善国民健康政策，为人民群众提供全方位全周期健康服务"。① 2018 年 4 月，为深入贯彻党的十九大精神，深入推进健康城市健康乡村建设，按照国务院《关于进一步加强新时期爱国卫生工作的意见》中关于"建立适合我国国情的健康城市建设指标和评价体系"的要求，全国爱卫会正式印发《全国健康城市评价指标体系（2018 版）》。该指标体系紧扣中国健康城市建设的目标和任务，共制定 5 个一级指标，20 个二级指标，42 个三级指标，能够较为客观地反映各地健康城市建设工作的总体进展情况，有利于及时总结健康城市建设工作的成效经验，改善薄弱环节，实现城市之间的比较，促进城市之间相互学习和借鉴。这些都标志着我国健康城市建设正式迈入了新的发展阶段。

2019 年 6 月，国务院办公厅发布《关于实施健康中国行动的意见》和《关于印发健康中国行动组织实施和考核方案的通知》，进一步将《"健康中国 2030"规划纲要》对普及健康生活、优化健康服务、建设健康环境等的

---

① 习近平：《决胜全面建成小康社会　夺取新时代中国特色社会主义伟大胜利——在中国共产党第十九次全国代表大会上的报告》，人民出版社，2017，第 48 页。

部署细化为 15 个专项行动,聚焦当前及今后一段时间内影响人民健康的重大疾病和突出问题,实施疾病预防和健康促进的中长期行动,并进行考核评估。为此,国务院办公厅专门成立健康中国行动推进委员会,统筹推进《健康中国行动(2019—2030 年)》的组织实施、监测和考核工作。2020 年 2 月,北京市政府正式批复《关于推进健康北京行动的实施方案》,成立了由 36 个市级部门组成的健康北京行动推进委员会。3 月,健康北京行动推进委员会印发《健康北京行动(2020—2030 年)》,明确提出深入开展 20 项健康北京行动。在此背景下,北京健康城市建设加速发展,快速推进。

### (三)理论研究探索

回顾健康北京建设历程,北京市相关单位围绕市委市政府的重大决策和首都经济社会发展的重点、热点、难点问题已进行了各种理论研究探索,形成了多项研究成果。"十三五"期间,为推动北京健康城市建设快速发展,北京健康城市建设促进会等相关单位不断提高对北京发展和管理工作的认识,紧扣首都发展与管理中的重大问题,进一步加强课题研究的针对性,更好地为领导决策服务。

1. 课题研究

健康城市是指从城市规划、建设到管理各个方面都以人的健康为中心,保障广大市民健康生活和工作,成为人类社会发展所必需的健康人群、健康环境和健康社会有机结合的发展整体。建设健康城市的过程是人群健康水平与城市发展水平共同提升的过程,这一过程与城市管理各方面相互关联。城市规划是健康城市发展和人们实现健康的前提条件。

为此,北京市相关单位合作编制了《健康北京"十三五"规划》《"健康北京 2030"规划纲要》《"健康北京 2030"行动纲要》,推进健康北京建设;与海南省三亚市、保亭县以及新疆维吾尔自治区克拉玛依市相关单位合作,编制了《三亚市健康城市健康村建设规划(2018—2020 年)》《保亭县健康城市健康村镇建设规划(2018—2025 年)》"健康克拉玛依基线调查及规划"项目,不断推广北京健康城市建设经验,明确健康城市发展目标;

与世界卫生组织驻华代表处和日本经营管理教育协会合作，开展了"悉尼城市建设规划与健康城市""日本东京都 2015—2020 城市发展规划解读"课题研究，不断借鉴国际经验，拓宽健康北京建设视角。

为不断培育健康人群，北京市以慢性病防控和全民健身为重点开展了"京津冀全民健身一体化协同发展研究""北京市全民健身城乡一体化发展研究""北京市全民健身休闲产业发展研究""北京市全民健身与冬奥互助研究""北京健康城市与残疾人融合发展研究""健康管理与康复技术相结合的慢性病干预策略研究"六项课题研究。

为营造健康环境，北京市重点从水体、园林绿化等方面开展了"协同发展背景下京津冀生态涵养区发展思路研究""北京市水生态环境保护与发展路径研究""国际一流和谐宜居之都园林绿化指标对比研究""《北京市城镇雨水管理条例》的立法前期研究"等课题。为推进健康城市建设，北京市定期开展全市健康城市建设评价工作，并完成了《北京市健康城市建设实践与发展对策研究》《北京市"十三五"时期健康城市发展研究》。

此外，北京市还完成了北京市社科规划重点项目《中国健康城市实践和发展对策研究》，北京市社科研究基地年度项目《政府、社区与企业：比较视角下的健康城市发展研究》，"健康城市建设规划编制指南"项目："北京健康奥运与健康城市研究""京津冀协同发展背景下朝阳区促进内涵式增长方式路径研究""健康城市建设的中国经验与发展路径研究""充分利用电视传播媒介开展健康城市知识宣传研究""健康城市建设关乎中国未来""中国健康小城发展研究""浅析中国健康素养促进的发展研究""日本居家养老医疗制度与社区建设调查研究""健康城市建设的国际经验探讨研究"等十几项课题研究。其中，《健康城市建设关乎中国未来》是 2017 年中共北京市委《前线》杂志社对北京市健康城市建设促进会王鸿春理事长的专访。王鸿春理事长按照健康城市的解决方案，树立大卫生、大健康的公共健康理念，就将健康融入万策以及全方位全周期保障人民健康等备受关注的问题谈了自己的看法。

2. 书籍编纂

2015 年，在国务院发布的《关于进一步加强新时期爱国卫生工作的意见》的指导下，北京健康城市建设促进会联合中国医药卫生事业发展基金会、北京健康促进工作委员会、首都社会经济发展研究所、北京民力健康传播中心和北京健康城市建设研究中心等单位共同出版了国内第一部《健康城市蓝皮书》——《北京健康城市建设研究报告（2015）》。此后又连续出版了五部《健康城市蓝皮书》。

自 2016 年开始，在全国爱国卫生运动委员会办公室、世界卫生组织驻华代表处的指导下，北京健康城市建设促进会与多个部门、多个组织联合出版了"十三五"国家重点图书出版规划项目《健康城市蓝皮书》。《健康城市蓝皮书》系统总结梳理了中国健康城市发展之路，深入探讨了健康环境、健康社会、健康服务、健康产业、健康人群、健康文化六大领域的重大问题，汇集了国内外健康城市领域的理论前沿和鲜活经验。为党和政府落实健康中国战略，制定健康城市政策、开展健康城市建设以及社会各界参与健康城市领域研究与实践提供了有益的理论和经验参照。

# 第二章
# 健康北京建设相关指标推进情况分析

　　健康城市作为世界卫生组织提出的城市全新发展理念，涵盖"城市病"治理的多个方面，基本原则是以人的健康为核心、坚持政府主导、动员全社会参与、推动持续发展，主要任务包括营造健康环境、构建健康社会、优化健康服务、培育健康人群四个方面，与社会管理和公共服务的多个方面紧密联系。2006～2020年，全市范围的北京健康城市建设经过了起步、全面发展和快速发展三个阶段，健康城市工作步步落实，取得了阶段性成就。结合北京市委市政府发布的《健康北京人——全民健康促进十年行动规划（2009—2018年）》《健康北京"十二五"发展建设规划》《健康北京"十三五"发展建设规划》的建设目标，对各个阶段健康北京主要指标的推进情况进行总结分析，为推动下一步健康北京发展和主要健康指标落实提供借鉴。

## 一　健康北京建设起步阶段（2006~2010年）

　　中华人民共和国成立后，尤其是改革开放以来，北京市工业化和城市化快速发展，取得的突出成绩有目共睹。但同时也出现了环境污染、人口密集、交通拥堵、住房紧张和水源紧张等一系列问题。人们的健康生活受到极大威胁，保护好赖以生存的生活环境，不断提升人民群众的健康水平，成为全市人民最迫切的要求之一。而健康城市是保障人类永续发展的唯一出路。从健康城市的国际经验来看，建设健康城市的过程是人群健康水平与城市发展水平共同提升的过程，而这一过程必然与城市管理的各个方面相互关联。"十一五"期间，是举办北京奥运会和中华人民共和国成立 60 周年的重要时期，也是全市范围健康北京建设的起步阶段。北京市委市政府在中国医药卫生事业发展基金会王彦峰理事长的倡议下，密切关注健康问题，开展健康促进工作。截至"十一五"末，北京健康城市建设初见成效，在与健康城市密切相关的城乡规划、城市建设、市容环境卫生、环境保护、园林绿化、社会保障、城市交通发展、养老问题、医疗卫生、食品安全、水安全、精神文明建设、社区建设、全民健身等 14 个方面都取得了一定成绩。

### （一）城乡规划

城乡规划是健康城市发展和人们实现健康的前提条件。北京虽然不是最早在国内正式提出健康城市概念的，但起步以来在城乡规划建设过程中开展了很多与健康城市建设密切相关的工作，并取得了一定的成绩。2005年初，国务院批复的《北京城市总体规划（2004—2020 年）》，为搞好新时期首都健康城市建设奠定了基础。"十一五"期间，在落实城市总体规划的过程中，城乡规划部门陆续编制了上千项各类各层次的规划。其中，中心城控规划、旧城保护规划、住房建设规划、医疗教育体育等公共服务设施专项规划、轨道交通和道路建设专业规划、垃圾处理厂和污水处理厂等大量市政设施专业规划、限建区和绿地系统等生态与保护规划等都与健康城市建设有关。

2009 年，北京市政府颁布了《健康北京人——全民健康促进十年行动规划（2009—2018 年）》明确提出了十年行动目标和九大实施行动。这些都说明，政府层面不断重视规划先行，引领搞好健康城市建设和促进居民健康水平提高，对推进北京健康城市建设发挥了重要的前瞻性指导作用。围绕规划展开的以"健康奥运，健康北京"为主题的全民健康活动以及健康北京人行动，促进公众参与健康城市建设，了解健康理念，在一定程度上为促进包括城乡规划在内的健康城市规划的实施奠定了良好的思想基础和群众基础。规划引领城市健康环境和居民健康水平不断提升，健康北京人行动初见成效，仅创建无烟学校、餐馆和医院等就达 7000 多个，全社会健康发展意识全面提升。

### （二）城市建设

城市不仅应该是追求经济增长效率的经济实体，更应该是改善人类健康状况的理想环境。通过城市建设本身，可以对城市人居环境进行改造，对城市系统内各项物质设施进行建设，为市民创造适宜的人居环境，保障市民便利生活，使城市成为有益健康的场所。首都城市建设发展迅速，为首都经济社会发展和市民健康生活做出了积极贡献。

城市基础设施、住房等工程建设提升了城市综合承载能力，改善了人居环境，为市民享受高品质的城市生活创造了条件。①水、电、气、热等资源供应保障能力显著提升。到 2009 年，全市污水处理能力达到 356 万立方米/日，城市污水处理率达 80% 以上，半数垃圾实现了分类处理，生活垃圾处理率达到 97%。②住房建设稳步推进，居民居住条件得到改善。到 2009 年，北京市城镇居民人均住房使用面积达到 21.6 平方米，较"十一五"初增加 2.1 平方米。成套住房在全部住房中所占比例提高，由 75.2% 提高到 93.6%。③城市交通基础设施实现跨越式发展。截至 2010 年底，轨道交通线路运营里程已达 336 公里，在建里程 295.6 公里，位居全国前列。高速公路总里程达 884 公里，区区通高速目标提前实现，首都"一小时经济圈"基本形成。公交出行比例达到 40%，更好地适应了经济社会发展要求和服务市民生活的要求。④科教文卫体等社会事业重点项目建设，提高了城市公共服务能力，丰富了首都人民精神文化生活。

加快实施保障性安居工程，住房保障事业取得突破性进展，解决了 40 多万户中低收入家庭住房困难。北京市开展了旧城房屋保护、修缮和街巷整治工程，两年共改善了 3.85 万户居民的住房条件，建成胡同市政基础设施 244 项；加快推进"三区三片"棚户区改造，解决保护区居民住房困难，建设筹措安置房源 266.8 万平方米，累计搬迁安置居民 1.6 万户。

深入推进建筑领域节能减排和绿色生产，走绿色低碳、生态友好发展之路，提升城市建设质量。注重建筑全生命周期的资源节约和环境保护，营造人与自然和谐共生的环境，积极开展绿色建筑，推动绿色建筑示范由点向面发展。"十一五"期间，北京市共组织完成 14 个绿色建筑和低能耗建筑示范，合计面积为 161.8 万平方米。北京市建筑节能工作迈上了新台阶。2009 年，北京市集中供暖建筑平均每平方米采暖能耗降低到 16.5 千克标准煤，建筑节能量达 396 万吨标准煤，占全市同期总节能量的 22.3%，让更多的市民享受了绿色低碳生活。

## （三）市容环境卫生

为市民提供清洁安全的环境，是世界卫生组织衡量健康城市的标准之一，已成为推进健康城市建设的切入点和重要抓手。2007 年底，全国爱国卫生运动委员会办公室在全国范围内正式启动建设健康城市、区（镇）活动，并批准北京市东城区和西城区开展建设健康城区试点工作。根据北京市委市政府的统一部署，市政市容系统积极配合市爱委会开展工作，以整治市容环境卫生、提高城乡环境卫生服务水平为抓手，着力消除市容环境领域影响市民健康的各种因素，大力推进健康城市建设，在生活垃圾治理、公厕建设改造、道路清扫保洁、维护市容环境秩序等方面取得了明显成效。

1. 加强长效机制建设，管理水平不断提高

通过修订颁布《北京市市容环境卫生条例》及 11 项配套规章，制定《城市道路清扫保洁质量标准》等 16 项地方标准以及印发一系列规范性文件等，初步构建起以《北京市市容环境卫生条例》为基础，以规章标准和规范性文件为补充的法规标准政策体系；建立了层级清晰，职责明确的环境卫生"三级管理、四级服务"体系，进一步明确了市区街巷管理责任，并完成了环境卫生责任区划定工作，加大责任落实检查力度，促进了环境卫生质量的提升；环境卫生领域初步形成了以政府投入为主导、专业作业队伍为主力、全社会共同参与的多元化格局；进一步完善了环境卫生监管体系，通过开展环境卫生监管课题研究，广泛征求意见，建立起包括专业

考评、社会公众评价和问题反映评价的环境卫生综合考评体系，定期监督考评，初步形成了环境卫生问题主动发现、快速反应和多部门联动的监督检查机制，促进了区县环境卫生管理不断改进；有计划地对环卫行业职工开展奥运窗口培训，提高环卫队伍的业务技能和职业道德水平；通过报纸、广播、电视、网络等媒体广泛宣传环境卫生知识，提高了市民的环境意识和文明素质。

2. 强化全过程管理，垃圾处理工作区的突破

①垃圾分类和垃圾减量工作初见成效。截至 2010 年，全市开展了 600 个小区垃圾分类试点和 100 个单位生活垃圾零废弃管理试点，组建了 5000 多人的垃圾分类指导员队伍，加强了对居民垃圾分类投放的指导。②垃圾处理设施建设取得阶段性突破。全市生活垃圾处理能力从 2005 年的 10350 吨/日提高到 16680 吨/日，无害化处理率由 2005 年的 81.2% 提高到 96.7%，焚烧、生化、填埋处理比例由"十五"期间的 2：8：90 优化为 10：10：80。③垃圾污染治理效果明显。垃圾密闭化管理由四环路逐步扩大到六环路以外 40% 的平原地区，完成了 3049 个行政村垃圾密闭化建设。截至 2010 年，完成非正规垃圾填埋场治理 706 处，并规范了建筑垃圾简易填埋场的设置。

3. 增强综合服务能力，环境卫生面貌明显改善

①道路清扫保洁质量提高。在全市推行了城市道路清扫保洁作业新工艺、新装配，推广了定人、定段、定点的人工快速保洁作业方法。2010 年，全市车行道机械清扫作业率城区达 95%、郊区达 80%。其中机械清扫工艺组合作业率城区达 85%、郊区达 62%。②雪天通行应急保障能力增强。共建成了五座融雪剂搅拌站和 16 座立交桥融雪剂喷洒装置，加大了机械除雪力度，车行道机械除雪作业率城区达 90%、郊区达 70%，有效保障了雪天道路通行。③公厕建设服务水平提升。"十一五"时期，北京市继续加快公共厕所新建和改造步伐，城乡公厕总数达 12604 座，初步解决了公共厕所布局不合理、建设标准低、群众如厕难的问题。④农村环境卫生状况明显改善，逐步建立了农村地区环境卫生管理体系，在 182 个乡镇 3482 个村启动了生活垃圾"户分类"工作，初步建立起"户分类、村收集、镇（乡）运

输、区（县）处理"运行体系，建立了较为稳定的农村保洁员队伍以及环境卫生保洁和维护日常管理制度。农村环境卫生状况得到较大改善。⑤重大活动环境保障能力显著增强。建立了统一调度、相互协调的联动机制，首都环境卫生综合服务能力显著提高。在北京奥运会和中华人民共和国成立 60 周年庆典活动期间，全市 3 万名环卫职工坚守岗位、辛勤工作，以良好的服务保障重大活动顺利进行，展示了"首都城市面貌整洁优美，环境秩序井然有序，城市运行保障有力"的新形象，各项考核指标达到历史最高水平。

4. 市容环境集中治理行动成效显著

为进一步改善城乡环境卫生，提高群众卫生文明意识和健康水平，"十一五"时期，北京市多次组织开展市容环境集中治理行动，对四环路以内的 171 个"城中村"进行了整治，建成绿地约 120 万平方米。按照"六建，六不见"的环境建设标准，集中力量整治了五环路内城乡接合部地区，治理了 102 个行政村的 60 个零散的环境脏乱的"边角地"。五年间，全市先后治理了 628 条胡同 1000 多个老旧小区，进一步改善了居民的生活环境。

## （四）环境保护

环境保护的每一个要素都与健康问题有关，环境保护对健康城市建设具有基础性的重要作用。环境保护的宗旨是以人为本，环境保护的最终目标是保护人群健康，与卫生事业实现和保障人的健康的目标是完全一致的。北京市是全国最早开展环境保护工作的省市之一。"十一五"期间，北京市以筹办 2008 年奥运会为契机，认真落实"绿色奥运，科技奥运，人文奥运"三大理念，坚持在发展中解决环境问题，通过加大环境保护投入、创新机制，采取一系列环境保护措施，在经济社会快速发展的同时，使生态环境质量得到明显改善，污染物排放总量基本得到有效控制。

1. 大气环境质量得到持续改善

北京的首要环境问题是空气污染问题。五年间，经过全市上下的不懈努力，主要污染物浓度大幅下降。到 2010 年，北京市大气中的二氧化硫、二氧化氮和可吸入颗粒物年均浓度分别为 0.032 微克/立方米、0.057 微克/立方米和 0.121 微克/立方米。空气质量优良天数提高到 286 天，全年二级及好于二级天数的比例提高到 78%。全市二氧化硫排放量和化学需氧量分别比 2005 年下降 39.73% 和 20.67%，超额完成国家下达的 20.4% 和 14.7% 的"十一五"污染减排任务。

2. 水环境质量总体稳定

通过对污染源的严格监管，开展河湖水系综合整治等工程，使地表水环境质量稳步提高，河流、湖泊和水库的水质达标率提高到 54.4%、83.2% 和 89.2%。全市主要地表饮用水源地密云水库、怀柔水库的水质一直保持 II 类标准，符合饮用水源水质标准要求。

3. 环境安全保障和生态建设水平稳步提高

全市工业医疗危险废物和放射性废物基本得到安全处置。截至 2010 年，全市污水处理率和再生水利用率分别达到 81% 和 60%，全市生活垃圾无害化处理率达到 97%，全市林木绿化率达到 53%，自然保护区达到 20 个。建成了 2 个国家生态县、8 个国家生态示范区、123 个环境优美乡镇和 1204 个生态村，农村人居环境明显改善。

4. 环境监管能力不断提高

严格执行大气、水污染防治法等环保法律法规，出台多项源于国家标准的大气污染物排放标准，实现了对大气、地表水、环境噪声和辐射等环境质量的全面自动监测。对全市 90% 的 20 蒸吨以上的燃煤锅炉、60% 的大型工业窑炉和 23 座污水集中处理厂等重点污染源进行在线监控，对全市 43 个机动车检测场的 200 多条简易工况检测线实行联网在线监控。建立了突发环境事件、放射性污染事故以及核设施风险的应急预案，配备了专门队伍和监测设备，形成了全面预防、快速反应、妥善解决的机制和能力。

## （五）园林绿化

园林绿化是改善和提升城市健康环境的重要组成部分，对建设生态良好、环境优美、幸福舒适的健康城市具有重大作用。"十一五"时期是城市园林绿化实现城乡统筹大发展的五年。全市围绕"办绿色奥运、创生态城市、迎60大庆、建绿色北京"的目标，坚持科学发展，实施精品战略，大力推进生态园林、科技园林、人文园林建设，使首都园林绿化事业实现了历史性跨越。

1. 城乡生态体系功能大幅提升

按照"公园下乡、森林进城、城乡一体、科学发展"的思路，坚持以大工程带动大发展，启动实施了一大批生态建设和大型公园绿地建设工程。全面完成了150多项重点奥运绿化美化工程，兑现了向国际奥委会承诺的气象指标，建成了以奥林匹克森林公园、通州新城滨河森林公园、南海子郊野公园、北二环城市公园等为代表的一大批精品公园，全市公园数量从"十五"末的190个增加到339个，城市绿色空间大幅拓展，生态功能显著提升。据统计，经过五年的大规模生态建设，全市林地面积达到104.6万公顷，城市绿地面积达到6.17万公顷，森林覆盖率由"十五"末的35.47%提高到37%，林木绿化率由50.5%提高到53%，城市绿化覆盖率由42%提高到45%，人均公共绿地由12.66平方米提高到15平方米。

2. 森林资源保护管理全面加强

通过完善航空护林、区域联防、长效保障和生态管护四个机制，加强预警监测、应急通信、消防队伍和机具装备四项建设，森林火灾综合防控能力全面提升，森林火灾发生率和受害率均降到历史最低水平，创造了连续五年未发生重大森林火灾和人员伤亡的显著业绩。

3. 绿色产业质量效益显著提高

北京市始终把发展都市型现代绿色产业作为促进农民就业增收的重要途径、提升市民生活品质的重要载体、繁荣首都市场供应的重要支撑来抓，不断转变发展方式，调整产业结构，加快产业融合，推动绿色产业由数量规模型向质量效益型、一般普通型向精品特色型、粗放管理型向集约经营型转变，取得了显著的经济社会效益，解决农民就业100多万人。2010年，花卉、果树、蜂业、种苗、林下经济等五大产业总产值为81.1亿元，占全市种植业总产值（171亿元）的47.4%。

**4. 生态园林文化建设成果丰硕**

生态文化建设内涵不断丰富、外延不断扩展、载体不断创新。城市公园总面积由 6300 公顷增加至 10063 公顷，免费开放比例达到 85.6%。北京市成功举办了一届高水平、有特色的花卉博览盛会，圆满完成了奥运会服务保障和中华人民共和国成立 60 周年大庆重点游园活动，成功获得第九届中国国际园林博览会的主举办权，"月季节""菊花节"和"百万市民观光采摘游"等各种生态文化节蓬勃发展。生态科普宣传月等活动影响广泛，市民的健康意识、生态价值观念显著提高。

## （六）社会保障

社会保障的制度设计、覆盖范围以及待遇水平直接影响社会成员的生存与健康关系、社会公平正义与和谐发展。"十一五"期间，北京市委市政府把社会保障体系建设放在重要的战略位置，以建立城乡一体的社会保障体系为目标，加大财政投入，加快制度创新，实现了城乡居民社会保障制度全覆盖，保障范围逐步扩大，待遇水平大幅提高，基金运行安全平稳，在有效保障群众基本生活的同时，显著提高了人民群众的健康水平，为首都建设健康城市奠定了坚实的基础。

**1. 构建比较完善的医疗保障体系，不断提高城乡居民医疗保障水平**

北京市委市政府始终着眼不同群体的医疗需求，坚持"保大病解危困"的原则。加快推进制度建设，加大惠民政策力度，有效缓解了群众"看病难，看病贵"问题，基本实现了人人享有医疗保障的目标。"十一五"末，建立了覆盖各类企业及城镇职工、城镇个体工商户和灵活就业人员的多层次医疗保险体系，为"一老一少"和无业居民建立了医疗保险，在全国率先实现基本医疗保障制度全覆盖，以大病统筹为主的新型农村合作医疗制度取得了突破性进展，逐步缓解了农民因病致贫、因病返贫的问题；实施鼓励社区就医政策，在社区实行慢病和知己健康管理，社区慢病管理试点站由 19 家扩大到 154 家，从源头上控制慢性常见病的发展，实现在社区就医后根据病情双向转诊，初步实现"小病进社区，大病进医院"的目标。

2. 建立了城乡一体化的养老保障体系

逐步形成了"职工＋居民"两大养老保障体系，基本实现了"人人老有所养"的目标。为提高退休人员的生活质量，"十一五"期间，连续较大幅度提高企业退休人员的养老保险待遇，初步建立起多层次的养老保险体系。

3. 失业保险、工伤保险制度不断完善

"十一五"时期，失业保险制度覆盖范围不断扩大，失业人员基本生活保障水平不断提高，促进就业功能充分发挥，保持了首都就业局势的持续稳定。"十一五"期间，北京市不断完善工伤保险政策法规，并扩大工伤保险制度覆盖范围，实现了从企业向事业单位、社会团体及民办非企业单位的拓展，基本涵盖了所有劳动者。

## （七）交通发展

健康城市发展理念在城市交通领域的具体体现就是要建设以人的健康为中心的城市综合交通体系。在北京市委市政府的坚强领导下，首都交通取得了重大发展，通过加快交通基础设施建设、优先发展公共交通、实施交通需求管理政策等一系列措施，较好地维持了交通保障和服务能力，基本适应了首都经济社会持续发展和市民出行需求快速增长的需要，并圆满完成了北京奥运会、残奥会和中华人民共和国成立 60 周年庆祝活动的交通保障任务。

1. 城市道路网络基本形成

截至 2010 年底，北京城市道路总里程达到 6355 公里，形成了环路加放射线的城市道路骨架。市域公路总里程达到 21113 公里，进一步完善了以国道、市道为骨干，县、乡、村道为支脉的放射状公路交通网络。

2. 公共交通服务水平显著提高

北京市积极落实优先发展公共交通战略，加快轨道交通建设，多次缩短既有轨道交通线路的最小发车间隔，优化调整地面公交线路，不断完善公交线网。截至 2010 年底，北京轨道交通总里程 336 公里，公共交通（含轨道交通）完成客运量69亿人次，公共交通出行比例达39.7%，比2009年增长0.8个百分点。

3. 绿色交通理念深入人心

北京市充分利用报刊、广播、电视和网络等媒体及户外公益广告，深入开展绿色出行和环保知识等方面的宣传，提高交通参与者的现代交通意识，引导交通消费方式的转变。通过开展交通文明宣传进社区、进家庭、进学校、进单位、进农村活动，号召市民文明行车、乘车、停车、行路；深入开展排队日、让座日、交通志愿者服务活动和公交、轨道交通、出租汽车等窗口行业创建"文明行业、文明单位"活动，提升交通服务水平。通过优先发展公共交通、提高服务水平、加强宣传引导，绿色交通理念深入人心，广大群众愿意乘坐公交、更多乘坐公交，公共交通出行比例显著提高。

## （八）养老服务

北京市人口老龄化形势严峻，养老问题已成为北京全面推进健康城市建设进程中必须积极主动、科学应对的重大时代课题。一直以来，北京市高度重视养老问题，坚持把养老问题纳入经济社会发展大局，作为党和政府的一项重要工作。紧紧围绕实现"老有所养，老有所依，老有所教，老有所学，老有所为，老有所乐"的目标，全面推进养老服务工作，加快养老体系建设，使首都老龄事业实现跨越式发展。"十一五"期间，北京市老龄事业取得举世瞩目的成就。养老保障制度覆盖全体人口，社会敬老优待服务惠及城乡老年人，养老服务体系实现创新发展，养老体系基本框架初步形成，老年人生活水平和生活质量大幅提高。

1. 社会养老保障制度覆盖城乡全体人口

以制度建设为重点，建立了广覆盖、多层次、可持续的社会养老保障制度，在制度上实现了城乡居民人人享有基本养老保障的目标。建立了职工和居民社会保险制度体系，在全国率先实现了城乡居民社会保障制度全覆盖。建立了城乡统一的就业服务网络和政策扶持体系，实行了多项帮扶困难企业和职工稳定就业岗位的政策。城市和农村居民最低生活保障标准分别比"十五"末增长43%和152%。居家养老（助残）服务"九养"政策全面推行，惠及226万名老年人。以最低生活保障为基础，专项救助相配套，临时救助和社会互助为补充的城乡社会救助体系不断完善。①

2. 老年人医疗保障和服务水平不断提高

北京市建立了覆盖城乡全体居民的医疗保障制度，整合了"一老一小"、无业居民大病医疗保险制度，形成了城镇居民基本医疗保险制度。实行了社区卫生机构药品零差率销售和收支两条线管理、大医院对口支援等制度。② 老年人医疗待遇水平不断提高，医疗费用负担逐步减轻。完善了城镇居民医疗保险制度，不断提高新型农村合作医疗参合率。制定了城镇无医疗保障老年人大病医疗保险制度，18万名老年人每年享受参保费用补贴。进一步健全了覆盖老年人群的医疗卫生服务网络，以老年人为服务重点的康复医院、护理院正在试点，临终关怀院（或病区）已出现。大中型医疗机构为老年人提供"六优先"（挂号、就诊、化验、检查、交费、取药）服务，社区卫生服务机构将老年医疗服务作为重点，大力推行社区首诊制并为老年人提供"三优先"（就诊、出诊、建立家庭病床）服务，为老年人免费建立健康档案，为老年人普及健康知识，提高老年人健康水平。

3. 敬老优待项目取得重大突破

北京市充分利用现有公共服务资源，为老年人提供日常生活文体娱乐等11项优待措施。为160万名65周岁及以上的老年人办理优待卡，老年人持卡免费乘坐市域内969条线路公交车，部分公园、景区、文化活动中心、公共体育场馆、社区服务中心、老年活动中心等场所为老年人提供免费或优惠服务。此外，还为老年人提供免费心理咨询服务和免费或优惠法律咨询、

① 《北京市人民政府关于印发北京市"十二五"时期社会公共服务发展规划的通知》，北京市人民政府网站，http://www.beijing.gov.cn/zhengce/zfwj/zfwj/szfwj/201905/t20190523_725 88.html，最后访问日期：2021年5月10日。

② 《北京市人民政府关于印发北京市"十二五"时期社会公共服务发展规划的通知》，北京市人民政府网站，http://www.beijing.gov.cn/zhengce/zfwj/zfwj/szfwj/201905/t20190523_725 88.html，最后访问日期：2021年5月10日。

援助服务。

**4. 养老服务体系实现创新发展**

北京市牢固树立大民政理念，提出了"9064"养老服务新模式和新目标：到2020年，90%的老年人通过社会化服务在家养老，6%的老年人通过政府购买服务在社区托老，4%的老年人入住养老服务机构集中养老；北京市机构养老床位数量达到16万张。①制定实施了《北京市市民居家养老（助残）服务（"九养"）办法》，建立了居家养老（助残）券服务制度和百岁老年人补助医疗制度，大力发展社区服务，加快发展养老服务机制，基本形成以居家为基础、社区为依托、多元化投资、多层次发展、专业化服务的社会化养老服务格局。

**5. 老年人精神文化生活日益丰富**

北京市开辟了适合老年人使用和活动的文化娱乐场所，配备相关设施，提供优质、便利服务；积极开展社区老年人文化娱乐和体育活动，配备适合老年人使用的体育器械；积极发展老年教育，整合教育资源，培育学习品牌，积极组织有益于老年人科学养老和文化养老等方面的选题出版图书、报刊。

## （九）医疗卫生

医疗卫生是健康城市建设的重要手段。居民健康和各类健康指标是健康城市建设评价标准的核心内容，医疗卫生工作是实现居民健康的途径，是健康城市建设的重点和关键。建设健康城市离不开高效优质的医疗卫生工作。在北京市委市政府的坚强领导下，"十一五"期间全市卫生事业改革和发展取得了新的重大进展和成效。

**1. 居民健康水平显著提高**

2010年，全市人均期望寿命达到80.81岁，比2009年增加0.34岁，比"十一五"末的2005年增加0.72岁。孕产妇死亡率为12.14/10万，较2009

---

① 《〈北京市养老服务设施专项规划〉发布》，和讯网，http：//pension. hexun. com/2015 – 11 – 26/180820678. html，最后访问日期：2021年5月10日。

年下降 16.6%，较 2005 年下降 23.7%。婴儿死亡率为 3.29‰，较 2009 年下降 5.7%，较 2005 年下降 24.4%。上述健康指标均已达到发达国家水平。①

2. 卫生资源总量显著增加

2010 年，卫生技术人员 171093 人，较 2009 年增长 6.6%，较 2005 年增长 42.5%。执业（助理）医师 65954 人，较 2009 年增长 5.8%，较 2005 年增长 30.3%。注册护士 67308 人，较 2009 年增长 9.3%，较 2005 年增长 56.9%。全市医疗机构实有床位数达 92871 张，较 2009 年增长 3.0%，较 2005 年增长 17.5%。②

3. 医疗服务能力和服务效率显著增强

2010 年全市医疗机构诊疗总量达 14606 万人次，较 2005 年增长 51.1%；出院人数为 182.8 万人次，较 2005 年增长 51.2%。医疗机构平均住院日 13.7 天，较 2005 年减少 1.9 天。③

4. 公共卫生安全环境显著改善

2010 年，全市甲乙类传染病发病率为 268.99/10 万，较 2009 年下降 20.86%，较 2005 年下降 39.7%。抽样调查显示，1993～2010 年，全市约有 45 万人因接种乙肝疫苗而免于乙肝病毒的感染，有约 11 万人避免成为乙型肝炎患者，由此所节约的直接医疗费用约为 14 亿元。而自 2007 年我市为 60 周岁及以上老年人和在校中小学生减免费接种流感疫苗以来，全市每年减少流感样病例的发病人数约为 64 万人，累计节约直接医疗费用 10 亿元。④

5. 基层卫生体系建设显著提升

全市建成了由社区卫生服务中心（站）、乡镇卫生院、村医室共 4582 家、2.6 万名卫生工作者组成的基层卫生服务体系。278.53 万人参加了新型

① 《中国医疗机构详细数据分析》，搜狐网，https://www.sohu.com/a/168606034_739335，最后访问日期：2021 年 5 月 10 日。
② 《中国医疗机构详细数据分析》，搜狐网，https://www.sohu.com/a/168606034_739335，最后访问日期：2021 年 5 月 10 日。
③ 《中国医疗机构详细数据分析》，搜狐网，https://www.sohu.com/a/168606034_739335，最后访问日期：2021 年 5 月 10 日。
④ 《中国医疗机构详细数据分析》，搜狐网，https://www.sohu.com/a/168606034_739335，最后访问日期：2021 年 5 月 10 日。

农村合作医疗，参合率达到 96.7%，人均筹资 520 元，市、区县、乡镇三级政府筹资比例达到 87%。新农合政策范围内患者住院费用报销比例达到 60.02%，比 2009 年（50%）提高 20%；门诊报销达到 41.05%，比 2009 年（30%）提高 37%；农民的医疗保障问题得以初步解决。[1]

### （十）食品安全

世界卫生组织 1996 年提出的健康城市的具体标准中直接涉及食品安全问题，即"为市民提供可靠和持久的食品饮水能源供应，具有有效的清除垃圾系统"。食品安全在健康城市中占有非常重要的地位。"十一五"期间，北京市委市政府高度重视食品安全工作，将其作为实现新北京新奥运战略构想以及和谐社会首善之区的重要基础性工作来抓，连续五年将食品安全工作列为为民办实事之一。坚持"以市场换安全，以安全拓市场"的战略思想，以食品市场准入制度为切入点，构建现代化的食品安全控制体系，食品安全水平稳步提高，重大突发事件得到有效控制，圆满完成了奥运会和中华人民共和国成立 60 周年庆典的重大保障任务。通过构建食品安全监管网络和责任体系、监测体系和信用体系三大监管体系，有效控制从"农田到餐桌"的"农产品源头、食品生产加工、食品流通以及消费"四个重点环节；通过构建食品物流配送体系，实施市场升级改造、建设信息化工程、提升重大事件应急处理能力、完善食品安全法规五项重点工作夯实监管基础；完善科学评估六项机制，构建统一、权威、高效的首都食品安全控制体系等，构建食品安全环境。到"十一五"末，全市食品安全总体合格率达到 97.36%。其中，列入北京市国民经济和社会发展指标的大米、小麦粉、食用植物油、蔬菜、猪肉、豆制品六类重点食品的总体合格率达到 98.82%。

### （十一）首都精神文明建设

精神文明建设是健康城市建设的重要内容。在筹备奥运会的过程中，

---

[1] 《中国医疗机构详细数据分析》，搜狐网，https：//www.sohu.com/a/168606034_739335，最后访问日期：2021 年 5 月 10 日。

首都精神文明建设在中央文明委的指导下，在北京市委市政府和首都文明委的领导下，始终把提升市民文明素质、推进人文奥运行动作为重中之重，首都精神文明建设在健康城市建设中的突出作用初见成效。

1. 全社会广泛参与的体制机制基本确立

北京市充分发挥首都文明委的作用，建立健全党委统一领导、党政群团齐抓共管、驻京中央单位和部队大力支持、有关部门各负其责、全社会广泛参与的领导体制和工作机制。通过一系列主题实践活动，动员和组织首都地区社会各界参与奥运软环境建设。据不完全统计，在奥运筹办的七年中，中央直属机关、中央国家机关先后有2000多个部门和单位200多万人次参与了首都地区整治环境、义务植树和其他创建等活动。

2. 志愿服务活动迅速发展

在奥运筹办过程中，首都志愿服务活动迅速发展，制定实施了《北京奥运会志愿者行动规划》《北京市志愿服务促进条例》，开展了一系列宣传活动，通过招募选拔、教育培训、公益实践、激励表彰等工作，建立和培训了规模宏大、参与面广、代表性强、服务水平高的奥运志愿者队伍，形成了由赛会志愿者、城市志愿者、社会志愿者、"迎奥运"志愿服务、奥组委前期志愿者、工作成果转化等六个项目和"微笑北京"主题活动组成的总体格局。据统计，全市170万名奥运志愿者累计提供2亿小时的志愿服务。同时，还有30多万名来京务工人员志愿者参与治安巡逻志愿服务，20多万名共产党员回社区报到参与平安奥运志愿服务，15万名志愿者开展了经常性的爱心助残活动。

3. 全民健康理念深入人心

在奥运会期间，北京市免费向市民发放《首都市民奥运健康手册》，在广大市民中普及健康理念、传染病防治知识和合理膳食、科学健身常识；广泛开展校园奥运健康行动，使中小学生掌握了健康知识，树立了科学的健康理念；"迎奥运，走健康路，日行一万步"活动和群众性健身操（舞）竞赛活动，培养了广大市民文明、健康的生活方式和行为习惯。奥运会后，首都精神文明建设又抓住中华人民共和国成立60周年的重大契机乘势而上，扎实推进各项工作。通过广泛开展"做文明有礼的北京人"等主题活动，形成了从广大群众普遍关注的具体事情做起，推动精神文明建设的工作模式。通过搭建载体，广泛开展志愿服务活动，形成了群众广泛参与、共建共享的精神文明建设工作机制。环境文明引导行动成效显著。首都精神文明建设的不懈努力，为培养市民的健康意识、营造优美整洁的城市环境、推动健康城市建设奠定了良好基础。

## （十二）社区建设

社区作为城市居民生活的共同体，是改善和提升城市健康水平的重要渠道，具有改善生活环境质量、构建和谐人际关系等多种功能，对建设环境优美、幸福舒适的健康城市具有重大作用。"十一五"期间，北京市不断加快推进社区服务体系创新、管理体制创新和工作实践创新，社区建设不断取得新成效，居民生活的环境和质量明显改善，公共服务数量日渐增多，有力地促进了人们的身心健康与全面发展。

社区公共服务和社会保障体系基本形成，社区基本公共服务逐步实现全覆盖，包括家政服务、综合修理、配送服务、租赁服务、中介服务等6大类200多项，基本涵盖社区居民的生活和身心健康服务需求。特别是社区便民服务平台的建立，开通了城市健康发展的绿色通道，社区规范化建设成效显著，为居民提供服务的能力显著增强。按照"一分、三定、两目标"的总体思路，从2009年起，北京市在全市开展了社区规范化建设试点工作，在社区服务站建设、社区工作职能、社区运行机制、志愿服务、工作者管理、基础设施配置、经费投入等7个方面进行全面规范，目前已有1967个城市社区达到规范化要求，占全市社区总数的70%，使社区为民服务的能力显著提升。社区服务平台整合公共服务资源的作用开始显现，为居民提供了快捷、贴心、周到的"一站式"服务，方便居民办事；社区各类公益服务组织进一步发展。全市共有各类社区社会组织1.5万余支，人数超过36万人；社区居民在社会组织活动中身心得到健康、全面发展，社区志愿服务发展也促进了城市的文明和健康发展；社区民主自治机制进一步完善，居民自我管理、自我服务能力显著提高；城乡接合部社区建设和村庄社区化管理稳步推进，城乡一体的为民服务平台逐步构建，初步建立了以"城乡一体化"为基本目标的城乡接合部社区建设新模式，形成了以"综合治理服务"为内容要求的村庄社区化管理新模式。

### （十三）全民健身

作为保证人群健康的基础性工作，全民健身在北京健康城市建设中占有重要地位。广泛深入地开展全民健身活动，提高北京市民身体素质和健康水平，始终是北京市委市政府高度关注的重点工作之一。全民健身关系广大市民身体健康和生活幸福，是首都社会发展和文明进步的重要指标，是全面建设和谐社会首善之区的重要组成部分，对推进健康城市建设具有基础性的重要作用。奥运会的成功举办，使北京市在经济社会获得巨大发展的同时，在全民健身场馆设施的建设上，在全民健身组织的组建和作用的发挥上，以及在广大市民的健身意识和科学健身的知识方面，都发生了新的变化，取得了新的成绩，为健康城市建设打下良好基础。

1. 全民健身法规建立健全，全民健身宣传稳步推进

"十一五"期间，北京市全民健身法制建设取得了长足发展。2009 年 10 月 1 日，国务院颁布实施《全民健身条例》，进一步确立了全民健身是公民一项基本权利，强调了各级政府在全民健身事业中的责任。2010 年北京市政府印发了《关于贯彻落实〈全民健身条例〉 推进本市全民健身工作的通知》，对全民健身各项工作提出了新的要求。全民健身宣传稳步推进，北京市已建立了固定的广播电视、报刊的宣传栏目，其中，体育刊物 7 个、有体育专刊（专栏）的报纸 10 个、广播电台体育台 1 个、电视台体育频道 1 个，北京市有专职体育记者 380 人。为加强科学健身指导，普及科学健身知识、提高全民健身意识，在北京奥运会筹备期间，北京市编印了 4 种《全民健身科普手册》，并免费发放 200 万册。

2. 全民健身设施建设大力加强，健身条件显著改善

截至 2008 年底，北京市共配建全民健身工程 6069 个，全市 100% 的街

道、乡镇和有条件的社区居委会，100%的行政村都完成了全民健身工程。其中，市级健身工程17个，标准健身工程210个，居家健身工程5842个。[①]坚持农村体育以乡镇为重点，重点加强农村体育设施的建设，全市行政村全民健身设施覆盖率达到100%。

3. 全民健身活动蓬勃开展，形成首都特色全面健身活动模式

几年间，北京市紧抓举办奥运会契机，以"全民健身与奥运同行"为主题，大力开展全民健身活动，坚持以小型多样、因地制宜的经常性体育活动为主，以品牌、传统、大型体育活动为引导示范，针对不同人群的特点，与重要时间节点相结合等原则，广泛深入开展全民健身活动。目前全民健身活动的开展更加深入持久，具有经常性、传统性、品牌性、国际性的首都特色，全民健身活动模式已经形成。健身组织的建设增强了全民健身的社会管理，推进了全民健身社会化的改革进程。

## 二　健康北京建设全面发展阶段（2011~2015年）

2011年，北京市卫生局发布了《健康北京"十二五"发展建设规划》，以35项主要指标为核心，围绕促进居民健康、强化公共卫生、提升医疗服务、优化生活环境、加强行政监管等5个方面28项具体任务全面推动了健康北京的发展。五年来，北京健康城市的工作体系逐步完善，形成了政府主导、多部门协作、社会组织推动、全社会参与的工作格局，这为北京建设国际一流水准的健康城市打下了基础。全市进一步整合了市爱国卫生运动委员会和市健康促进工作委员会的机构和资源，实现了健康北京工作全市统一领导、统一部署、统一协调，各区分工落实，目标责任明确。同时，广泛调动各类社会组织、志愿者团体、居民参与健康城市建设的主动性和创造性。北京健康城市的政策体系日趋健全，全市先后发布实施《北京市全民健身实施计划（2011～2015年）》《北京市2013～2017年清洁空气行动

---

① 北京体育局：《北京第二次群众体育现状调查报告》，原创力文档，https：//max. book118. com/html/2017/1020/137527336. shtm，最后访问日期：2021年5月10日。

计划》《北京市关于促进健康服务业发展的实施意见》《北京市关于进一步加强新时期爱国卫生工作的实施意见》《关于进一步加强首都环境建设的工作措施》等重要政策，颁布实施了以《北京市食品安全条例》《北京市大气污染防治条例》《北京市控制吸烟条例》《北京市居家养老服务条例》为代表的系列法规，构建了北京健康城市的政策保障体系。

"十二五"时期，《健康北京"十二五"发展建设规划》提出了与健康、民生问题休戚相关的 35 项主要指标并制定促进居民健康、强化公共卫生、提升医疗服务、优化生活环境和加强行政监管五大方面的 28 项具体任务，从健康人群、健康环境、健康社会三方面回顾并总结北京健康城市建设综合完成情况，全市以较高质量完成了预期任务，健康北京发展走在了全国前列，为北京建设具有国际水准的健康城市打下了良好基础，群众健康水平稳步提高、健康环境建设成效显著、健康社会保障体系日趋完善，北京健康城市发展主要指标和任务完成情况良好。

## （一）健康人群水平稳步提升

### 1. 健康促进持续推进，健康素养不断提升

"十二五"期间，经过不断倡导和宣传全民健康生活方式，健康促进持续推进，市民的健康素养不断提升。北京市逐步完善了"政府领导，部门合作，群众参与"的健康教育与健康促进工作体系，初步形成了市、区（县）、街道（乡镇）、社区健康促进工作网络和全方位的全民健康促进宣传体系。在全民健康知识普及的基础上，开展了合理膳食行动、控烟行动、健身行动、保护牙齿行动、保护视力行动、健康知己行动、恶性肿瘤防治行动、母婴健康行动、健康知识普及九大健康行动。

据统计，"十二五"末，市民关注健康宣传的比例高达 86.1%。全市健康教育的重点正逐步从对健康知识普及的关注转变为对健康素养水平整体上升的关注。经过多年对全民健康生活方式的倡导和宣传，市民的生活习惯正在发生改变，全市居民正在逐渐远离吸烟、过量饮酒、不运动的不良生活方式。健康促进活动正在逐步将健康的理念转化为行动，普及健康知

识、参与健康行动、提供健康保障、延长健康寿命的健康北京理念已深入人心。

**2. 全民健身广泛开展，健身模式已经形成**

"十二五"期间，全市体育健身活动广泛开展，全民健身设施多元化发展。截至"十二五"末，全市已形成了各级各类体育设施布局合理、互为补充、覆盖面广、普惠性的网络化格局。体育组织建设不断完善，"大群体"网络已构建成型。经过多年的健身知识普及和宣传，全市各年龄层人群的健身意识不断提升，居民越来越多地意识到健身对健康的重要性，并通过自我学习、专家指导等多种方式相结合，使全市上下的健身方式日趋丰富和多元化。

**3. 医疗水平持续提高，慢性病防控格局形成**

（1）卫生资源持续增长，服务能力显著提高。卫生资源总量和健康服务量持续增长。北京市卫生资源人均占有量比较充足，在全国名列前茅。截至 2015 年底，北京市医疗卫生机构数增加到 10425 个，卫生技术人员增加到 25.7 万人，全市医疗机构实有床位数增加到 118384 张。医疗服务能力和服务效率显著提高。

（2）慢性病防控格局形成，但危险趋势仍然存在。"十二五"期间，全市逐步形成了慢性非传染性疾病综合防控格局。全市不断完善政府主导、多部门合作的慢性病防治工作机制，建立了多部门联席会议制度。按照慢性病三级预防原则，全面实施慢性病综合防控策略。全市的健康医疗处在全国领先水平。截至 2015 年底，居民人均每日食盐摄入量和每日油脂摄入量持续下降且下降幅度明显。

同时，在《北京市控制吸烟条例》实施等多措并举的情况下，全人群吸烟率也在不断下降，效果十分明显。居民对高血压和糖尿病的认知逐年提高。全市建立了由 105 名三级医院知名专家组成的慢性病防治微博专家队伍。但是，2015 年《健康白皮书》显示，2014 年北京市 18～79 岁常住居民主要慢性病与 2011 年相比，高血压患病率增长 3.3%，糖尿病患病率增长 1.1%，肥胖率增长 38%。2014 年北京户籍居民的主要死亡原因仍为慢性病，位列前三的死因分别为恶性肿瘤、心脏病和脑血管病。随着居民生活水平的提高，各种慢性疾病的危险仍然存在，并且呈日趋严重的态势。其中，肺癌、肝癌、结肠直肠和肛门癌分列恶性肿瘤死亡的前三位。如果不能有效地控制引起慢性病的危险因素，患病人数还会持续增加。这些疾病与人口老龄化、人口红利消失等诸多因素叠加，将会进一步加重社会的经济负担。

4. 控制行动收效显著，二手烟问题引关注

"十二五"期间，《北京市控制吸烟条例》（以下简称《条例》）于 2015 年 6 月 1 日起正式施行。《条例》实施的前后三个月，相关报道总量达 11295 条，受众超 5 亿人次，民众对《条例》的知晓率为 83%，公共场所吸烟人数在《条例》实施前后差距明显，公众对控烟的满意度持续上升。但从二手烟暴露上看，在北京市公共场所中，酒吧和夜总会的二手烟暴露率最高，其次为餐馆、家庭、工作场所。值得一提的是，中小学校的二手烟暴露率达 32.8%，位列第五。根据 2015 年《健康白皮书》的数据，2014 年北京市 15 岁以上居民平均每月购买卷烟的费用为 159.5 元。其中，城市男性每月花费在购买卷烟上的费用最高，为 179.3 元。同时，人均每日吸烟数量仍然很高，男性群体每日的吸烟量高于平均水平。虽然"无烟北京"的社会氛围已逐渐形成，吸烟率和吸烟群体的吸烟次数正在显著减少，但并没有完全消除烟草对健康的危害。二手烟问题暴露的不只是烟草的危害问题，更体现在对周围人群的健康威胁问题，"无烟北京"任重而道远。

## （二）健康服务体系日趋健全

1. 疾控体系逐步健全，监控网络基本形成

"十二五"时期，全市构建了覆盖全社会的疾病预防控制体系，形成了以市、区两级 17 所疾病预防控制中心、结防机构、精神卫生防治机构和 7 个市级慢性病防治办公室为技术指导，各级医院、社区卫生服务中心、乡镇卫生院为网底的"纵向到底，横向到边"的疾病控制网络。全市形成了一套全社会动员参与的工作机制。通过慢性病综合防控示范区的建设，全

市初步建立了政府主导、多部门合作、专业机构支持、全社会参与的慢性病综合防控工作机制。另外，全市建立了一张广泛、敏感、严密的传染病监测网络。"十二五"期间，全市新增277家症状监测点，传染病病原体鉴别检测能力覆盖了北京地区存在的所有法定报告传染病。建立了京津冀三地疾病预防控制、重大传染病信息共享和通报机制及重大疫情联防联控、突发公共卫生事件协同处置机制，有效地实现了资源共享、协调联动，积极推动了京津冀疾控一体化。在此背景下，全市各类传染病发病率呈下降趋势，甲乙丙类传染病发病率下降20.97%，甲乙类传染病发病率下降38.48%。

2. 妇幼保健持续向好，健康指标持续改善

"十二五"期间，全市妇幼健康服务指标持续向好，妇女儿童核心健康指标持续改善，主要表现在以下几个方面：孕产妇死亡率控制在较低水平，婴儿死亡率、5岁以下儿童死亡率均低于全国平均水平；出生缺陷三级预防措施进一步加强，一级预防效果开始显现；另外，重点管理指标维持在较好水平，妇科疾病预防得到进一步重视和加强，新增指标的落实得到积极推进。

3. 监测体系逐步完善，学生健康监测结果堪忧

"十二五"期间，全市逐步完善了包括生活饮用水、食品污染物及有害因素、食源性疾病、中小学生传染病监测在内的健康相关因素监测体系。全市建立了北京市生活饮用水监测网络，实现了市政供水出厂水、末梢水、二次供水、自备井水和农村集中式水厂出厂水、末梢水水质监测全覆盖；进一步完善了全市各区疾控中心的食品污染物及有害因素监测网络，健全了食品监测体系；构建了以各区疾控中心、哨点医院和社区卫生服务中心为依托的食源性疾病监测体系；建立了全市各区学校视力不良警示管理机制，建立了覆盖1300余所中小学校传染病症状监测系统。

根据2015年《健康白皮书》数据，2013~2014学年度，北京市中小学生肥胖检出率为15.6%，与上学年度比，上升26个百分点。2013~2014学年度，北京市中小学生视力不良检出率为60.7%，虽然比上学年度下降3.7个百分点，但仍处于"十二五"时期的较高水平。《2014年北京市国民体质监测公报》显示，北京市国民体质监测合格率达89.2%，视力低下、肥胖

和龋齿仍是学生身体健康的三大问题，小学一年级学生视力不良检出率高达 30.9%。此外，影响儿童和青少年心理健康发育、慢性病、伤害与行为问题，在学生中日渐突出。对儿童和青少年而言，过早肥胖是导致过早患上高血压、二型糖尿病及代谢综合征等慢性病的重要危险因素。2013 年，北京市对肥胖儿童的健康评估显示，肥胖学生高血压检出率、高血糖检出率、血脂异常检出率、脂肪肝检出率、高尿酸检出率都很高，部分肥胖学生已表现出严重的慢性病体征，慢性病低龄化趋势明显。此外，学生的危险行为发生率仍然很高，这对儿童和青少年健康构成了巨大威胁。饮食、体育锻炼等方面的健康生活方式，应该从学生群体开始倡导，学生在应对课业压力的同时，健康的身体状况也不容忽视，需要引起全社会的广泛关注。

4. 精神卫生体系完善，心理援助有效支持

"十二五"期间，全市建立了精神卫生工作联席会议制度，构建了北京市精神疾病预防控制体系、医疗救治体系和护理康复体系，完善了突发公共卫生事件应对体系，创建了心理危机干预服务机制，初步形成了"一个制度、三个体系、一个机制"的精神卫生工作框架。同时，精神卫生健康促进机制稳步推进，北京市建立了"北京市心理援助热线"，为广大人民群众提供规范的心理援助服务。

## （三）健康环境建设成效显著

1. 大气污染防治加强，绿色发展逐步深化

"十二五"期间，全市始终将大气污染防治工作作为全市环境保护工作的重中之重。值得关注的是，截至 2015 年底，部分空气质量指标仍然低于国家二级标准。"十二五"期间，全市积极推进能源清洁化，到 2015 年底，城六区基本实现无燃煤锅炉。北京市还大力发展新能源汽车和公共交通系统，中心城区绿色交通出行比例达 71.5%；《北京电动汽车推广应用行动计划（2014～2017 年）》印发后，截至 2015 年 9 月已累计建成 8300 多根充电桩及 5 座换电场站，基本形成了中心城区平均服务半径 5 公里的公用充电设施网络。严格环境准入，北京市发布了《北京市新增产业的禁止和限制目

录（2014 年版）》《北京市工业污染行业、生产工艺调整退出及设备淘汰目录（2014 年版）》。

2. 公共交通不断发展，绿色出行渐成风尚

"十二五"期间，全市公共交通服务能力和品质得到进一步提升。北京市在小客车出行不断增长的大背景下，出行方式的结构不断优化。全市加大了轨道交通的建设力度，中心城已建设成网。截至 2014 年底，北京市轨道交通运营里程为 527.2 公里，轨道交通规模已位于世界前列。2011 年，全市首次在京通快速路的主路上启用公交专用道，公交车平均速度由原来的 24 公里/小时提高到 52 公里/小时。同时，全市提供了多样化的公交服务。截至 2014 年上半年，北京市累计开通了定制公交商务班车线路 103 条，运送乘客近 40 万人次；加快推进"六米级"定制公交；优化夜班公交服务，形成六环、八放射、九纵、十一横的线网格局，公共交通出行量大幅增加。随着绿色出行理念日益深入人心，预计到"十三五"末，北京市中心城区绿色出行方式（含公共交通、自行车、步行）的比例将达 75%。

3. 食药抽检安全稳定，监测体系全面覆盖

"十二五"期间，全市 65 大类食品统一监测抽检合格率为 97.46%，其中大米、小麦粉、食用植物油、猪肉、蔬菜、豆制品等 6 类重点食品，总体合格率为 98.39%；药品、医疗器械、化妆品抽样合格率为 98%、96% 和 100%，基本药物和社区零差率药物抽验合格率连续五年为 100%。每年食品抽样监测 10 万个样本以上，药品、医疗器械、化妆品抽检 1.2 万个样本以上，全面覆盖了食用农产品种植、养殖及食品药品生产、流通、消费、进出口等各个环节，食品药品监测体系已日趋完善。药品不良反应报告数为每百万人口 715 份，可疑医疗器械不良事件报告数为每百万人口 165 份，全市未发生重大食品药品安全事件。

4. 水务建设全面推进，防灾减灾能力提高

"十二五"期间，全市积极推进"节水优先"战略，推进水源环境治理，提升防灾减灾能力。第一，全市全面推进节水型社会建设，年均实现节水 1 亿多立方米。全市出台了《雨水控制与利用工程设计规范》，强制推

行雨水控制和资源化利用，年雨洪水调蓄能力达 2000 多万立方米。第二，加快城乡供水设施建设。全市新增供水能力 122 万立方米/日，总供水能力达 422 万立方米/日，供水安全系数达 1.2。第三，加大水环境污染治理，实施河湖水生态修复。全市出台了《北京市加快污水处理和再生水利用设施建设三年行动方案（2013—2015 年）》，截至"十二五"末，北京市新增污水处理能力 228 万立方米/日，比"十一五"末增长 50%。同时，强化防洪排涝基础设施建设，防灾减灾能力得到有效提高。

5. 养老政策日趋完善，精细管理精准服务

"十二五"期间，全市继续加强落实"九养政策"，完善社会养老服务体系。全市贯彻落实《国务院关于加快发展养老服务业的若干意见》，于 2013 年 10 月出台了《北京市人民政府关于加快推进养老服务业发展的意见》和《北京市人民政府办公厅印发〈关于加快本市养老机构建设的实施办法〉的通知》，于 2015 年 1 月实施《北京市居家养老服务条例》。全市重点发展社区和居家养老服务，2014 年，全市共建成 104 个街道、乡镇养老照料中心，政府投入建设补助资金 2.4 亿元。积极推进医养结合，推进医疗服务进社区、进家庭，为老年人建立健康档案。

6. 社会组织快速发展，构筑健康社会环境

"十二五"期间，全市卫生、体育类社会组织快速发展，在健康城市发展中发挥了重要的推动作用。这些社会组织围绕着健康的社会环境建设不断开展相关工作：①践行救死扶伤，保护公众健康；②举办体育比赛，增强人民体质；③关爱老年健康，提供养老服务；④组织社区活动，满足居民多元化需求。

## 三　健康北京建设快速发展阶段（2016~2020 年）[①]

开展健康北京建设是落实健康中国战略，打造国际一流和谐宜居之都

---

① 本部分内容主要引自王鸿春、盛继洪主编《北京健康城市建设研究报告（2019）》，社会科学文献出版社，2019。以下不再说明。

的重要举措，体现了"创新、协调、绿色、开放、共享"的发展理念。"十二五"期间，政府主导、部门协作、社会组织推动、全民共同参与的健康北京工作格局初步确立，健康北京建设的各项工作得到全面推进。2016 年 6 月，经北京市政府同意，北京市卫生和计划生育委员会、北京市发展和改革委员会正式印发《北京市"十三五"时期健康北京发展建设规划》（以下简称《规划》）。《规划》明确"十三五"期间健康北京建设的指导思想、基本原则、发展目标、主要任务和保障措施，体现"将健康融入所有政策"。《规划》实施以来，北京市各级政府、各有关部门和医药卫生系统广大干部职工，紧紧围绕《规划》中健康人群、健康服务和健康环境三个方面，以提升城市基础设施水平、改善城乡环境条件、治理影响健康主要因素、普及健康生活方式等方面的 30 项具体指标为标尺，将培育健康人群、优化健康服务、构建健康环境的 19 项重点任务层层落实，有序推进，健康北京工作逐渐全面落实，《规划》中设定的各项指标有明显进展。北京健康城市建设促进会作为第三方评估机构，重点分析了"十三五"以来，健康北京主要指标的实现情况以及主要任务的完成情况。

### （一）主要指标的实现情况

《规划》明确提出了"十三五"时期健康北京建设的主要指标，即健康人群、健康服务、健康环境 3 大类共 30 项。现就中期主要指标实现情况汇总如下（见表，截止时间为 2017 年底，特别注明的除外）。

截至 2017 年底，在《规划》设定的 30 项主要核心指标中，有 16 项指标已提前达到预期目标，10 项指标已趋近《规划》目标值并有望在"十三五"末期实现，4 项指标与"十三五"末的目标存在一定差距，需要进一步加大落实力度，确保"十三五"目标全面实现。就存在差距的指标而言，在健康人群方面有 2 项，分别是居民健康素养水平和经常参加体育锻炼的人数；在健康环境方面有 2 项，分别是农村饮用水合格率和年万车交通事故死亡率。

**表 1　中期主要指标的实现情况**

| 类别 | 序号 | 指标 | 目标 | 实现情况 | 属性 |
|---|---|---|---|---|---|
| 健康人群 | 1 | 人均期望寿命（岁） | ≥82.4 | 82.2 | 预期性 |
| | 2 | 5 岁以下儿童死亡率（‰） | ≤5 | 2.64 | 预期性 |
| | 3 | 孕产妇死亡率（1/10 万） | ≤11 | 5.68 | 预期性 |
| | 4 | 居民健康素养水平（%） | ≥40 | 32.3 | 预期性 |
| | 5 | 成人吸烟率（%） | ≤20 | 22.3 | 预期性 |
| | 6 | 四类慢性病过早死亡比例（%） | 30 左右 | 29.68 | 预期性 |
| | 7 | 国民体质监测合格率（%） | ≥93 | 89.2 | 约束性 |
| | 8 | 经常参加体育锻炼的人数（万） | ≥1000 | 900 | 预期性 |
| 健康服务 | 9 | 中医馆社区建设覆盖率（%） | 100 | 100 | 约束性 |
| | 10 | 平均院前急救呼叫反应时间（分钟） | 城区≤15 郊区≤20 | 15 | 约束性 |
| | 11 | 居民电子健康档案规范化建档率（%） | ≥80 | 79.17 | 预期性 |
| | 12 | 药品抽验合格率（%） | >99 | 99.9 | 约束性 |
| | 13 | 重点食品安全监测抽检合格率（%） | >98 | 99.16 | 约束性 |
| | 14 | 人均体育场地面积（㎡） | ≥2.25 | 2.25 | 约束性 |
| | 15 | 每千名老年人拥有养老床位数（张） | 40 | 38 | 预期性 |
| | 16 | 新增劳动力平均受教育年限（年） | >15 | 14 | 预期性 |
| | 17 | 城镇登记失业率（%） | <4 | 1.43 | 预期性 |
| | 18 | 城市市政供水合格率（%） | 100 | 100 | 约束性 |
| | 19 | 农村饮水卫生合格率（%） | ≥90 | —— | 约束性 |
| | 20 | 全市污水处理率（%） | >95 | 92 | 约束性 |
| 健康环境 | 21 | 细颗粒物（PM2.5）浓度下降（%） | 达到国家要求 | 达到国家要求 | 约束性 |
| | 22 | 环境卫生指数 | 8.9 | 8.841 | 预期性 |
| | 23 | 生活垃圾无害化处理率（%） | >99.8 | 99.88 | 约束性 |
| | 24 | 二类以上公厕比例（%） | ≥46 | 49.50 | 约束性 |
| | 25 | 森林覆盖率（‰） | 44 | 43 | 约束性 |
| | 26 | 人均公园绿地面积（㎡） | 16 | 16.2 | 约束性 |
| | 27 | 中心城绿色出行比例（%） | 75 | 72.1 | 预期性 |
| | 28 | 中心城路网拥堵指数 | ≤6.3 | 5.6 | 预期性 |

续表

| 类别 | 序号 | 指标 | 目标 | 实现情况 | 属性 |
|------|------|------|------|----------|------|
| 健康环境 | 29 | 年万车交通事故死亡率（%） | 1.62 | 2.33 | 约束性 |
| | 30 | 单位地区生产总值生产安全事故死亡率降低（%） | 20 | 48.9 | 约束性 |

### （二）主要任务的进展情况

《规划》实施两年多以来，健康北京发展环境在不断优化，健康北京政策体系在日趋完善，社会保障制度改革和社会保障体系有明显改善，城乡居民养老保险和医疗保险覆盖率持续提升，健康北京环境建设成效显著，全市居民健康水平在稳步提高，与"十二五"时期相比，健康北京建设有了新的飞跃。对照党的十九大的明确部署和北京市十二次党代会、《北京城市总体规划（2016年—2030年）》的有关要求，健康北京建设乘势而上，五年规划目标在稳步实现。其中，15个约束性的指标绝大部分有望完成，有些已经提前完成，健康北京"十三五"发展建设规划中期"答卷"亮点很多。健康环境建设、和谐宜居市容、安全绿色交通等体系高质量发展的指标都有可圈可点的内容，达到了预期进度。经过调查分析研究，各相关委办局在落实30项主要任务上，能够直面首都发展中面临的困难和挑战，突出建设和改造的重点，努力解决"大城市病"，着力解决人民群众关切的突出问题，在不断优化首都功能上取得了新进展。

1. 健康北京建设工作机制不断完善

北京市把促进全民健康作为政府的重要职责，打造政府主导的健康北京工作格局，建立健康北京工作机制，统筹协调共同推进健康北京建设，努力创造健康北京政策环境。全市先后颁布食品安全条例、大气污染防治条例、控制吸烟条例、居家养老服务条例、院前医疗急救服务条例等一系列法规，实施《北京市人民政府关于进一步加强新时期爱国卫生工作的实施意见》《北京市人民政府关于促进健康服务业发展的实施意见》《关于进一步加强首都环境建设的工作措施》《北京市2013—2017年清洁空气行动计划》等一批与健康城市建设相关的政策、规划，有力地推动了健康北京建设。2016 年 11 月，全球第九届健康促进大会召开，北京市在大会上介绍的《健康北京人——全民健康促进十年行动规划》和《北京市控制吸烟条例出台与实践》，被评为大会优秀案例。2017 年，为落实全国卫生与健康大会精神，推动健康中国战略的实施，北京市委市政府下发《"健康北京2030"规划纲要》。这标志着北京健康城市建设走向持续发展的道路。

在健康中国战略的引领下，北京市坚持新时代卫生与健康工作方针，以改革创新为动力，预防为主，中西医并重，切实落实"将健康融入所有政策"原则，人民共建共享，健康北京建设工作机制得到完善。政府领导及统筹协调能力加强，建设资源整合能力得到提高，健康北京宣传及舆论引导力度不断加大，全民参与的热情得到充分调动。北京市明确由市爱国卫生运动委员会和市健康促进工作委员会共同推进健康北京建设，由主管副市长任主任，市爱国卫生运动委员会（健康促进委员会）统筹协调 59 个成员单位，共同推进健康北京建设，逐步实现了健康北京建设一个工作平台和一个工作网络。全市各区也相继成立相应工作机构，建立"政府主导、部门协作、社会动员、群众参与"的健康北京工作机制。健康北京，共建是路径，共享是归途。北京市已经建立了多个协同工作机制，如首都医疗卫生协调委员会、爱国卫生运动委员会、深化医改领导小组、艾滋病防控委员会、公民无偿献血委员会等。这些组织从改善民生和公共服务的角度切实发挥作用，每年都在积极研究群众反映突出的大问题并推动其有效解决，增强群众的获得感。卫生部门在搭好平台、理顺机制上不断做出新的努力。在健康北京目标体系的建设上，从《健康北京人——全民健康促进十年行动规划》的 11 项人群健康指标，到《"健康北京2030"规划纲要》的 28 项综合指标，都说明全市初步建立了健康北京指标体系。近几年，北京市除了以市政府名义发布上一年度人群健康状况报告外，每年还对各区政府进行卫生发展进行综合评价，从资源投入、过程评价和健康结果 3 个维度，综合考察市区在卫生筹资、卫生人力、服务提供以及质量安全、医疗控制、健康水平等方面的发展状况，从而客观评价北京市卫生发展状况，明确各区政府健康责任与核心任务，有效促进了各区依据评价结果比学赶超，形成协同发展的良好局面。

2. 培育健康人群行动不断深入

没有全民健康，就没有全面小康。北京市在培育健康人群方面，通过广泛开展多部门合作的健康素养提升行动、全民健身普及行动、健康场所建设行动、慢性病防控促进行动、心理健康关爱行动等，把培育健康人群的责任落到实处。

（1）实施健康素养提升行动。北京市全面落实国家卫生计生委制定的《全民健康素养促进行动规划（2014—2020年）》工作要求，完善健康北京主流媒体和新媒体宣传机制，大力营造健康文化氛围，普及健康生活方式正在从卫生部门单一行动向多部门、全社会协同行动转变，从政府导向向"人民共建共享"转变。其中，联合宣传部门广泛开展健康知识普及行动，在各类媒体开办健康北京专栏专版，在《养生堂》《健康北京》《我是大医生》等栏目中，科普专家为百姓面对面讲述医疗和保健知识，受到百姓普遍欢迎。以"将健康融入所有政策"为原则，全面推进全市健康促进区建设，健康促进管理协调机制也在积极推进。

（2）实施全民健身普及行动。北京市积极推进城乡公共体育健身设施建设，打造以15分钟健身服务圈为基础的全民健身设施建设格局。全民健身设施多元化发展，全市100%的街道（乡镇）、100%的行政村和有条件的社区建有体育设施，全民健身路径工程8261套，人均体育场地面积提前达到2.25平方米，形成了品种齐全的立体化健身设施格局。目前各类健身步道共1240多公里，经常参加体育锻炼的人数超过900万人。与体育局签署《体医融合战略框架》，开出健康北京建设的第一张"运动处方"。全民健身活动载体日益丰富，京津冀三地体育交流不断发展，群众体育与文化传承、休闲旅游深度融合。社会志愿者参与全民健身持续深入，截至2017年，北京市获得技术等级证书的公益社会体育指导员近5.3万人，职业社会体育指导员7000余人。市民体质和健身意识普遍提升，北京市民达到《国民体质测定标准》合格标准的比例为89.2%，优秀的比例为19.2%，全民健身和全民健康逐步融合。

（3）实施健康场所建设行动。北京市实施健康场所建设行动，组织和鼓励全市各类社区广泛开展健康细胞建设，推广健康生活方式。在居民社区，广泛开展健康社区和健康促进示范村建设；在功能社区，针对在职人群开展健康示范单位建设，针对在校学生开展健康促进学校建设，都初见成效。截至2017年底，全市已建成各类示范机构302家，包括示范社区、示范食堂、示范超市等；已累计创建2488个健康社区（村），276个健康示范单位，1547所健康促进学校（占全市中小学校的85%），175个健康促进医院。北京市卫生局联合市质监局和市商务委开展合理膳食行动，推广限盐控油，全市创建健康食堂、健康餐厅达500个。健康场所建设初见规模，建成健康主题公园、健康步道等各类健康支持性环境70余处。

（4）实施慢性病防控促进行动。北京市以慢性病综合防控示范区建设为重点，不断健全政府主导、部门协作、社会动员、全民参与的慢性病综合防治机制。截至2017年底，已建成9个国家级、4个市级慢性病综合防控示范区。加强健康宣教，利用各种卫生日广泛普及慢性病防治知识，聘任100名各领域专家通过微博开展科普宣传。全面宣传全民健康生活方式，启动并开展"三减三健"（减盐、减油、减糖，健康体重、健康骨骼、健康口腔）专项行动60余项，制作"三减三健"工具包向全市市民发放。以"万步有约"健步活动为抓手，促进职业人群参加健康减重行动，累计7600多人参加。开展成人慢性病及危险因素、恶性肿瘤和心脑血管疾病监测，掌握本市人群慢性病流行趋势。开展重点慢性病高危人群筛查和干预管理，完成癌症、心脑血管高危人群筛查16万人，对筛出高危人群进行综合干预。与市教委联合每年开展不同主题的"营"在校园——北京市平衡膳食校园健康促进行动，并通过微信公众号开展知识宣传和互动，促进中小学生平衡膳食、提升健康运动的理念和技能，每天喝饮料的学生比例由2015年的52.7%降低到2017年的26.1%。全市四类慢性病过早死亡比例已控制在30%以内（29.68%）。此外，近两年又强化培养了4万余名"家庭保健员"，累计有21.8万名，可以在家庭里全面提升社区居民慢性病自我健康管理的模式。

（5）实施心理健康关爱行动。根据心理健康标准，制作北京市居民心理状况自评工具包，并开发线上测评工具，调研北京市居民心理健康需求和自我认识状况，了解首都居民心理健康水平。截至2017年底，完成测评1.6万份，人群分布涵盖大中小学生、老年人、孕产妇和职业人群等。在此基础上，制定《社区心理健康宣传与教育技术指南（试行）》，选拔组建心理卫生科普讲师团，有科普专家79名；招募组建心理志愿者服务队伍，有557名有心理学背景的志愿队员。以他们为主力共开展进学校、进医院、进社区、进家庭等社区心理健康促进活动880余场，心理健康大讲堂活动58场，总受众人数达6.2万人次。积极开展常见心理问题个体化干预项目，直接惠及990人，间接惠及2970人，服务满意率达90%以上。依靠北京安定医院的专业技术优势，探索适合北京本土化的社区主动式治疗技术服务模式，并在北京16个区进行应用和推广，为900名患者提供专业化连续性服务。培训320名康复治疗师，为1600名患者开展专业规范的康复服务48000人次，康复治疗后患者六类不良事件（自杀、自伤、毁物、伤人、外跑、其他）发生率都呈下降趋势。利用广播、电视、热线电话、网站、新媒体等搭建心理健康平台，强化公众心理健康促进和精神障碍预防意识。制作《生命阳光　心理健康》《了解抑郁症》等科普动漫和精神卫生宣传动漫片，推送到北京精神卫生微信公众号，阅读量达上万人次。利用精神卫生日、睡眠日、痴呆日、世界卫生日等不同活动节点，不断扩大宣传影响。

（6）实施无烟环境深化行动。自2015年6月1日起，北京市实施了史上最严格的《北京市控制吸烟条例》（以下简称《条例》），通过不断强化"政府管理、单位负责、个人守法、社会监督"的社会共治控烟体系建设，效果明显。通过加强控烟工作顶层设计，将建设首都无烟工作环境作为普及健康生活方式的重要手段，将政府责任落到实处。全市在爱卫会内成立控烟工作领导小组，不断完善组织协调机制，统筹协调全市控烟工作，全面开展监控评估，强化属地管理责任和单位主体责任，加大监督执法力度。同时开展控烟志愿者队伍建设，对控烟的重点难点场所开展针对性的工作督导和宣传，对各区控烟工作起到了积极的支持作用。通过开展宣传教育，进一步提高全社会控烟法律意识，加强对未成年人的宣传教育，开展多层次戒烟服务，多管齐下，收效明显。全市成年人吸烟率降为 22.3%，比《条例》实施前下降 1.1 个百分点，吸烟人群减少 20 万，首都控烟志愿者达 1.5 万人，控烟成效得到国际社会广泛认可。

（7）实施中医健康特色行动。北京是全国中医药资源特别是中医专家学者最集中的城市，2017 年又评选出 100 多位首都国医名师。北京市要继承好、发展好、利用好传统医学，促进传统医学和现代医学融合。北京市在实施中医健康特色行动中，加强中医健康推广力度，引导优质中医药资源下沉基层，全市中医馆社区建设覆盖率近两年快速增长，从 2015 年的 32% 增长到 2016 年的 78%，2017 年实现 100% 覆盖。市卫计委和市体育局、市中医局合作，共同推进首都市民习练健身气功，宣传、推介气功和中医养生、保健、康复知识和方法，推动市民树立科学养生理念，收到良好效果。

3. 优化健康服务水平

建立从孕育到出生、成长、死亡全生命周期的健康服务体系，是提高健康服务水平的标志。近几年，医疗卫生服务持续优化，公共卫生服务保障日益增强。

（1）优化孕产妇健康服务。一是多措并举保障孕产妇安全。建立孕产妇危重症报告评审制度。加强妊娠风险评估和高危孕产妇专案管理。优化危重孕产妇抢救绩效考核，严格孕产妇死亡评审。二是启动孕产期保健人才培养计划。分层分类培养产科主任、产科骨干及基层妇女保健医生，促进危重症孕产妇及时被发现和被救治，加强对危重孕产妇的抢救能力和人才梯队建设。三是强化孕产妇保健服务。推进助产机构孕期营养门诊建设，覆盖范围达 83.2%，引导孕产妇合理饮食和运动，促进自然分娩。推进助产机构开展生育咨询服务。2017 年，北京市已实现建档孕妇艾滋病、梅毒、乙肝免费筛查全覆盖。

（2）优化婴幼儿健康服务。一是强化新生儿疾病筛查。加强新生儿疾病筛查、监测、防治网络建设，落实 0~6 岁儿童听力及基因联合筛查定向转诊制度，2017 年完成新生儿遗传代谢性疾病筛查 26.3 万余人次，遗传代谢性疾病筛查率达 99.65%；全市儿童听力筛查率达 97.57%。二是增强危重新生儿救治能力和水平，控制新生儿死亡率。2016 年，北京大学第一医院等 7 家医院被指定为北京市危重新生儿抢救医院。通过在全市搭建危重新生儿救治网络，有效提高抢救成功率。三是加强爱婴医院及爱婴社区建设。全市爱婴医院达到 114 家，爱婴社区覆盖率达 90% 以上。四是强化儿童早期综合发展。西城区、房山区、通州区、顺义区、海淀区、丰台区妇幼保健院先后成为北京市儿童早期综合发展示范基地；房山区、通州区、顺义区妇幼保健院成为国家儿童早期发展示范基地。五是深化儿童保健服务。2017 年，北京市印发《关于开展北京市儿童口腔保健、眼及视力保健、心理保健项目工作的通知》，搭建儿童口腔保健、眼及视力保健、心理保健转诊网络，不断提升儿童保健工作质量和服务内涵。

（3）优化青少年健康服务。北京市以健康促进学校为抓手，切实提高争创学校师生的健康意识和健康水平。北京市教委在中小学校开展保护视力、保护牙齿和阳光体育 1 小时等行动，大力提高中小学生身体素质，中小学生视力不良检出率上升趋势得到遏制，中小学生肥胖检出率也逐步放缓。加强无烟校园建设，将学校的室内公共场所列为控烟重点之一。各级烟草专卖管理部门对校园周边 100 米内共计 1459 户零售商清退出卷烟经营，新办申请的 57 户不予许可，有效地降低了学生吸烟率和尝试吸烟率水平。北京市开展中小学生健康营养状况及饮食行为监测，启动中小学校健康食堂创建工作，目前已有 45 所学校食堂通过市级验收。北京市组织修订《北京市中小学生健康膳食指引》，编印《营养与健康小常识》，引导学生养成健康的饮食行为和习惯；为 50 多万名学生免费提供窝沟封闭防龋服务，降低学生患龋风险。

（4）优化老年健康服务。一是老年健康管理体系不断完善。2016 年，北京市人民政府转发《关于推进医疗卫生与养老服务相结合的实施意见》的通知，确定 11 项重点任务并细化为 51 项具体任务分工，多部门协作推动医养结合及老年健康服务体系框架建设。一是为老医疗服务能力不断提高。

2016 年全市老年人健康管理率达 65% 以上。二是探索连续医疗服务模式。2017 年，北京市遴选确定北京市隆福医院等 15 家医疗机构为首批临终关怀试点单位。北京市积极推广跌倒、痴呆、便秘、尿失禁、衰弱、营养不良等适宜技术，对全市基层卫生服务机构专业人员进行培训、指导。三是医养结合工作不断深入。北京市确定东城区、朝阳区、海淀区为国家级医养结合试点区，并联合市民政局给予一定经费支持。在全市建成 17 家老年综合评估中心，配合市老龄办开展经济困难的高龄和失能老年人居家养老服务试点区老年人能力评估工作。开展居家上门医疗服务试点。东城区、西城区、丰台区等区试点为居家老年人提供健康服务。四是初步建立康复治疗师的培养和管理机制。遴选 25 家三级医院为北京市康复治疗师培训医院。五是积极推动部分公立医疗机构向康复功能转型。从 2016 年至 2018 年，北京市分三批推动 15 家公立医疗机构向康复机构转型。市财政为每家转型机构补助 1500 万元。聚焦人群突出的健康问题，精准化服务，大力推行预约挂号、分时段就诊、双休日门诊、即时结算等创新服务，累计预约挂号 2150 万个。六是在稳定家庭医生签约服务率的基础上，多措并举提升基层医疗服务水平，重点人群家庭医生签约 501.38 万名，社区慢性病患者健康管理人数达 315.9 万名。医药分开综合改革以来，全市 261 所社区卫生服务中心实施"先诊疗后结算"的惠民便民服务方式，对 60 岁以上老年人减免医事服务费 2665 万人次，高血压、糖尿病等慢性病患者可在社区获得 105 种常用药品，开出 2 个月药品长处方 4 万余张，减少患者往返医疗机构的次数，群众就医获得感明显加强。七是加快推进养老服务设施建设，积极构建具有首都特色的养老服务体系，完善医养结合顶层设计，制定综合福利政策，"十三五"期间建成社区养老服务驿站的目标为 1000 家，一直在积极推进中。2020 年新建 100 家社区养老服务驿站，每千名老年人拥有的养老床位数为 38 张，接近规划指标。截至 2017 年 12 月，已建成并运营的社区养老服务驿站 380 家，街乡镇养老照料中心 252 个，投入运营的养老床位 10.3 万张。此外，卫生应急组织管理体系的预案管理及法制、机制、体制建设更加完善，三年来新建了 23 个急救站，截至 2017 年底，全市急救站数量达到 191 个，还培养了一支初具规模的航空医疗救援队，能够同时执行多架次应急保障任务。突发公共卫生事件监测预警能力、各类突发事件处置能力和卫生应急综合能力得到加强，城市公共卫生安全保障更加巩固。平均院前急救呼叫反应时间缩短至 15 分钟。输入性传染病例实现全过程监控，有效应对了人感染 H7N9 禽流感、埃博拉出血热等国外新发传染病疫情，艾滋病病人从发现到治疗的时间显著缩短。疫情防控能力显著提升，核酸日检测能力近 80 万份，负压救护车由疫情前的 34 辆增至 121 辆；完成地坛、佑安和小汤山医院的应急改造，储备床位超 4000 张。

4. 构建健康环境的力度不断加大

（1）构建安全稳固的食药环境。食品和药品的监管是保障人民群众身体健康的关键环节。截至 2017 年底，已建立了全程可追溯的食品供应监管机制，初步完成药品票据追溯系统建设，推进餐饮服务单位明厨亮灶、量化分级管理工作，推进药品生产、经营企业 GMP 和 GSP 认证工作及重点食品安全监测抽检和药品抽验等工作。截至 2017 年底，阳光餐饮单位超过 25000 家，药品批发和零售企业全部加入药品票据追溯系统。2017 年重点食品抽验合格率为 99.16%，药品抽验合格率为 99.90%。

（2）构建生态安全的水体环境。全面推行河长制，以截污治污为基本手段，解决城市污水直排问题。连续实施两个污水处理行动方案，污水处理率从 2015 年的 88% 提高到 2018 年的 93%，再生水利用达到 10.5 亿立方米。目前城市市政供水合格率保持在 100%，供水安全系数为 1.1，重要水功能区水质达标率也从 2015 年的 57.1% 提高到 2017 年的 60.9%。

（3）构建自然优美的园林环境。更多使用乡土树种，注重提升城市森林体系的整体性和连通性，完成新一轮百万亩造林绿化 25.8 万亩，截至 2019 年底，全市森林覆盖率达 44%，快于计划进度。人均公园绿地面积 16.20 平方米，公园绿地 500 米服务半径覆盖率达 77%。宜林荒山绿化、低质生态林升级和封山育林按照年度规划积极推进，同时加大园林绿化建设力度，增加市民绿色休闲空间，新增城市绿地 800 多公顷，围绕推进新机场大尺度绿化、围绕冬奥会和世园会场馆及沿线重点区域绿化也初见成效。

（4）构建干净清洁的大气环境。加强大气污染防治，控制施工和道路扬尘，完善空气重污染应急预案。根据施工扬尘违法行为季节性多发特点，组织全市城管系统开展"护卫蓝天"专项整治、秋冬季综合整治等多批次整治行动。精准发力，持续加强道路遗撒整治工作，对道路遗撒违法行为进行捆绑执法。快速响应，积极落实空气重污染应急预案，努力实现区域空气重污染联防联控，空气质量明显改善。2017年全市PM2.5年均浓度为89.5微克/立方米，同比下降20%，优良天数持续增加。

（5）构建和谐宜居的市容环境。一是推动城市道路分级管理，不断完善全市城市道路清扫保洁台账，明确管理和作业责任，提高次干道机械清洗作业频次，增加冬季午间洗地作业，增加城市道路尘土残存量检测数量。二是真抓实干，主动作为、着力加强占道经营整治，持续发力、强化落实露天烧烤专项整治，同时对非法小广告的整治成果不断扩大。三是推动公厕分类管理，完善公厕分类建设需满足第三卫生间、管理间、工具间、供暖、无障碍设施、除臭设施、空调、烘手器等34项指标，2016年、2017年北京市公厕品质提升至1949座。四是推进基层垃圾分类制度落实，垃圾处理设施抓紧建设，不断提升生活垃圾、餐厨垃圾和建筑垃圾的资源化处理能力，生活垃圾无害化处理率已经达标，资源化指标年年有新的提高。

（6）构建安全绿色的交通环境。公交优先战略得到贯彻落实，绿色出行数量大大增加。持续实施缓解交通拥堵专项行动计划，城市轨道交通总里程达727公里，公交专用道总里程达907公里，完成城六区次支路建设114条、堵点乱点治理240个，规范发展共享单车，中心城区绿色出行比例达72%。构建安全便捷绿色高效的交通环境工作在扎实推进。

（7）构建健康友好的社会环境。把以治病为中心转变为以人民健康为中心，普及健康生活方式、构建健康友好的社会环境是重要方面。北京市在推动全民健身和全民健康深度融合上进行了深入探索。2017年，国家卫计委等五部门《关于印发全民健康生活方式行动方案（2017—2025年）的通知》，推进健康学校、健康小屋、健康宣传栏、健康步道、健康主题公园、健康知识一条街建设。通过多种方式引导居民愿意活动、有处活动、活动环境良好，以促进居民身心健康，实现少得病、晚得病、不得病的公共目标。结合健康城市创建，积极开展精神文明建设活动，和谐的社会关系和健康的社会风尚已基本形成。提高覆盖生命全周期的健康服务水平关键在基层，重点在群众。"十三五"以来，全市积极实施改善医疗服务行动，大力推行预约挂号、分时段就诊、双休日门诊、即时结算等创新服务，努力为群众提供安全有效方便价廉的公共卫生和基本医疗服务，真正解决基层群众看病难、看病贵的问题。2017年，北京市在实施医药分开综合改革中，同步提高了城乡医疗救助水平，取得良好效果。2018年1月1日起，北京市将城镇居民基本医疗保险制度和新型农村合作医疗制度进行整合，统一为城乡居民基本医疗保险制度，而且提高了财政补助水平，缩小了城镇居民与城镇职工基本医疗保险制度的待遇差距。近年来实施的"阳光长城计划"，开展心脑血管疾病、恶性肿瘤、口腔疾病、精神卫生防治等专项行动，建成9个国家级和4个市级慢性病综合防控示范区。这些实实在在的举措使公共卫生服务保障日益增强。

为进一步提高人民群众的健康水平，北京市委市政府下大力气改善首都生态环境，严格实施"清洁空气三年行动计划""水污染防治工作方案""土壤污染防治工作方案"，促进全市环境质量改善。自2017年以来，全市城乡地区积极推进疏解整治促提升工作，整治背街小巷环境，治理开墙打洞2.9万处，拆除违章违规建筑6000万平方米。同时，将疏解整治腾退空间与改善民生和人居环境紧密结合，中心城区拆违腾退土地用于"留白增绿"1190公顷，居民生产生活环境质量得到新的提升。健康城市建设的深入开展，使北京市居民基本健康指标持续向好。2017年，全市居民人均期望寿命达82.2岁，较十年前增加2岁，婴儿死亡率、孕产妇死亡率持续降低，已达到高收入国家水平。更重要的是，普及健康知识、参与健康行动、提供健康保障、延长健康寿命的健康北京理念已深入人心。

在充分肯定健康北京建设成绩的同时，还必须看到，健康北京发展建设还存在若干薄弱环节和不足，特别是按照健康中国战略的高标准，按照中央对北京的定位，落实北京城市总体规划，疏解非首都功能，推动京津冀协同发展的新要求，健康北京创建工作任重道远，须臾不可放松。比如，打好防治污染攻坚战，涉及治水、治土壤、治垃圾，以进一步改善首都的生态环境。生活垃圾转型处理、建筑垃圾资源化利用等都有大量文章可做，不能满足于约束性指标的初步实现。我国社会的主要矛盾发生变化，集中体现在如何满足人民群众对美好生活的需要方面，而在北京则突出表现为市民的需求呈现便利性、宜居性、多样性、公正性和安全性等方面。而实际上，在健康城市建设当中，无论是教育、体育设施建设，还是医疗、养老等基本公共服务水平，都有许多地方还不能尽如人意，有很大的可提升空间。健康社区、健康促进学校创建可以进一步推进，已经列入健康社区和健康促进学校行列的，也不是一劳永逸，需要通过扎扎实实的工作使这个光荣称号更加名副其实。在优化老年人健康服务方面，目前供给与需求之间的差距比较大，如何优化老年人健康服务资源，规范老年人健康管理服务，提高老年人生活质量，到"十三五"末使老年人规范健康服务率达到 65% 以上，现在仍有许多工作要做。

5. 《健康北京人——全民健康促进十年行动规划》效果显著

2019 年，北京市对"健康北京十年行动"进行的终末评估显示，在 11 项行为及健康状况目标中，健康素养、居民每日食盐摄入量、吸烟率、规律运动比例、每日早晚刷牙率、每年体检率、孕产妇死亡率、婴儿死亡率、人均期望寿命等指标达到"十年行动规划"目标。中小学生肥胖检出率小幅增长，居民每日食用油摄入量、高血压"三率"尚未达到目标；9 项健康促进行动和 7 项保障措施得到有效落实，并且取得了丰富经验，其中多部门协调机制、控烟行动成效显著，健康知识普及行动、健身行动、母婴健康行动具有特色。

（1）人均期望寿命（岁）。北京市居民人均期望寿命持续提高，2017 年底达 82.20 岁，较 10 年前增加 2 岁，居全国领先水平，并保持世界发达国家或先进地区水平，且达到健康中国行动 2030 年目标，接近健康北京行动 2022 年目标。

（2）婴儿死亡率和孕产妇死亡率（1/10 万）。2009～2018 年按"妇幼年度"报告的北京市户籍居民婴儿死亡率、5岁以下儿童死亡率均呈持续下降趋势，处于全国领先水平，并已达到国际先进水平，均达到健康中国行动2030年目标，及健康北京行动2022年目标。孕产妇死亡率达到"十年行动规划"设定的低于15/10万的目标，且达到健康中国行动2030年目标。

（3）健康素养水平。对"十年行动规划"进行中期评估时，确定以居民健康素养替换"全民健康知识知晓率"这一指标。中期评估结果显示，北京市居民健康素养水平已达32.3%，较2008年提升了21.6个百分点，显著高于全国17.1%的平均水平。提前实现《"健康中国2030"规划纲要》中到2030年全国居民健康素养水平达到30%的目标。2018年北京市居民健康素养水平也高于全国主要大城市水平（上海28.38%、深圳24.27%、天津21.00%、重庆17.60%）。《健康北京行动（2020—2030年）》提出2022年居民健康素养水平要达到40%的更高目标。

# 第三章
# 健康北京建设的基本经验和重要成果

## 一 打造完善政府主导的健康北京工作格局和工作机制

### 1. 建立健康北京工作机制

政府主导、多部门合作是北京建设健康城市运行机制的关键。这种运行机制发端于"双健活动"。历届北京市委市政府主要领导始终将健康城市建设作为其重要职责。2007 年 9 月,《北京市人民政府转发市卫生局关于开展"健康奥运,健康北京——全民健康活动"的通知》下发,"双健活动"的 19 项活动正式启动。该活动由市卫生局和市疾控中心作为主要责任单位和执行单位,14 个委办局分别承担相应任务,各部门各负其责、各司其职、互相协调、互相支持,还提出了"大卫生、大健康"的理念。为加强"双健活动"工作力度,北京市还成立了高层协调领导小组,负责领导全市健康活动各项工作的落实。高层领导小组定期召开例会,研究部署相关工作,设立"双健活动"办公室,负责项目具体实施。2009 年,北京市人民政府制定并发布了《健康北京人——全民健康促进十年行动规划》,在市级层面成立了由 32 个委办局组成的北京市健康促进工作委员会,将九大健康行动的具体任务分别落实到委员会的各个成员单位。2010 年,北京市提出北京要继承奥运健康遗产,努力建设健康北京。2011 年,北京市出台《健康北京"十二五"发展建设规划》,政府主导、多部门合作的运行机制进一步延续和完善。2012 年,北京市委在第十一次党代会报告中提出要积极推动北京健康城市建设。自 2012 年起，北京市健康促进工作委员会办公室与北京市爱国卫生运动委员会办公室整合，35 项主要责任指标被分解到各个区县和委办局。2013 年，北京市政府在原爱卫办的基础上成立了健康促进处，坚持"政府不唱独角戏"的基本思路，逐步形成了以政府为主导、社会组织推动、广大群众参与、媒体舆论宣传的运行机制以及北京市委市政府各部委办局、16 个区县共同参与的多部门协调合作机制。三定方案后，2014 年健康促进处（爱卫办）协调完成组建新一届爱国卫生运动委员会，完成了五项国家健康促进项目部署，推动了北京控烟法规立法；全市明确了由市爱国卫生运动委员会和市健康促进工作委员会共同推进健康北京建设，调整了由主管副市长任主任、59 个市级相关部门组成的爱国卫生运动委员会（健康促进工作委员会），统筹北京健康城市建设，逐步实现了健康北京建设一个工作平台和一个工作网络。各区也加强建立了相应的工作机构，最终建立了政府主导、部门协作、社会动员、群众参与的健康北京工作机制。创造了健康城市建设的合作创新机制，建立了以政府为主导、社会组织推动、广大群众参与、媒体舆论宣传的运作机制，形成了各级政府、社会组织、企业、社区以及公民个人等多种主体共同组成的健康城市参与体系，形成了推动北京健康城市建设大规模协同作战的"发动机"，形成了北京市委市政府各部委办及 16 个区县多部门的协调合作机制，成为北京推动健康城市建设的根本保障。社会组织推动是北京建设健康城市运行机制当中的亮点和重点特色。"双健活动"和"十年行动规划"中有大量的社会组织和来自社会组织的专家力量参与其中，成为一股不可或缺的重要力量，全社会参与是建设健康城市运行机制中最重要的基础和支点。健康城市以人的健康为中心，"健康北京人"九大行动最重要的就是全社会的广泛积极参与。

2. 创造健康北京政策环境

北京市先后颁布了《北京市食品安全条例》《北京市大气污染防治条例》《北京市控制吸烟条例》《北京市居家养老服务条例》《北京市院前医疗急救服务条例》等一系列法规，实施了《北京市人民政府关于进一步加强新时期爱国卫生工作的实施意见》《北京市人民政府关于促进健康服务业发展的实施意见》《关于进一步加强首都环境卫生建设的工作措施》《北京市全民健身实施计划（2011—2015 年）》《北京市 2013—2017 年清洁空气行动计划》等一批与健康城市建设相关的政策和计划，有力地推动了健康北京建设。

3. 形成健康北京目标体系

北京市通过制定《健康北京人——全民健康促进十年行动规划（2009—2018 年）》《健康北京"十二五"发展建设规划》《北京市"十三五"时期健康北京发展建设规划》《"健康北京 2030"规划纲要》，明确了 28 项健康北京指标，提出了 6 大健康行动，明确了"做健康北京人，创健康北京城"的目标体系。

4. 实施健康北京信息发布制度

自 2010 年起，北京市每年发布全市卫生与人群健康状况报告，目前已连续发布 10 期。自 2012 年起，北京市建立全市卫生综合评价制度，每年对 16 个区县政府卫生工作进行综合评估，向社会公开展示全市健康人群、健康服务、健康环境等方面的进展。

5. 充分发挥社会组织和民间智库的推动作用

中国医药卫生事业发展基金会是北京健康城市建设的发起者和推动者，该基金会除参与历次健康城市建设的重要活动外，还与北京健康城市建设促进会、北京健康城市建设研究中心、北京民力健康传播中心一起，致力于健康城市理论与实践的研究。近年来，该基金会出版了健康城市理论著作十几部，完成了健康城市决策研究课题上百个，为北京健康城市建设提供了翔实的理论和实践依据。

## 二　树立"大卫生、大部门、大北京、大地域"的大健康理念

时代在前进，医学在发展，健康观念也随之改变。转变陈旧观念是健康城市建设的基础。从"双健活动"到"十年行动规划"再到健康北京

"十二五""十三五"规划，从"卫生城市"到"健康城区"再到"健康城市"，多年来的健康实践，不断推动着健康城市观念的逐步确立。健康是生产力，健康城市是由健康环境、健康社会、健康服务和健康人群有机结合的整体，建设健康城市应秉持以人为本的理念，从规划、建设、运行到管理全面贯彻"以人的健康为中心"的原则。"大卫生、大部门、大北京、大地域"四个工作观念的树立，是近年来健康城市建设实践在理论和观念方面的一个重大收获。

1. 大卫生观念

①大卫生观念强调人是社会的主体，健康是重要的生产力。健康是人全面发展的基础，既是经济社会发展的目的，又是经济社会发展的动力，因此，要保护健康卫生事业的发展不能滞后于经济社会的发展。这要求各级领导必须坚持以人为本，把保护、促进人民的身体健康作为一项重要职责，真正抓紧抓牢，否则就会拖经济社会发展的后腿。②现代医学模式表明，人的健康是由环境、社会、心理、遗传、生活方式等多种因素决定的，环境和社会因素在预防和控制疾病的过程中起主导作用。治疗是保证健康的必不可少的重要因素，但它只占诸因素的8%。必须改变"重治轻防"的医疗模式，实行"预防为主，防治结合"的方针，做到"中心前移，重心下沉"，即把预防放到前面，把医疗卫生工作的重点放到基层。这样既可以减少疾病的发生，又可以促进全民享有公平的医疗保障。③人民群众是健康的主体，在解决温饱问题之后，健康就成为人们最关心、最现实、最直接的切身利益问题。在当代，健康已经不是少数人的特权，而是全民的需求和权利。进行健康教育和健康促进，是一场转变思想观念、破除陈规陋习、改变生活方式的革命，必须有群众的广泛参与，才能提升全民的健康水平，为奥运会、残奥会的医疗卫生安全保障奠定雄厚的群众基础。

2. 大部门观念

大部门观念是由大卫生观念决定的。在当代，人的健康是由多种因素决定的，保护健康不仅是卫生部门和医院的事，也是政府有关部门共同的任务。政府应坚持以人为本，把人民健康问题列入各级政府工作议程，按照政府主导、部门合作、社会参与、城乡统筹、标本兼治的原则，把人民的健康问题解决好。

3. 大北京观念

在奥运会、残奥会期间，按照中央"举全国之力办一届有特色、高水平的奥运会"的指示精神，所有医疗资源在奥运医疗卫生保障协调小组的统一指挥下，圆满地完成了奥运会、残奥会的医疗卫生安全保障工作。

4. 大地域观念

建设健康城市要解决很多问题，如环境污染问题、人口问题、疾病防控等，应突破区域局限，加强跨区域统筹合作，与周边省市建立联动机制。例如，传染病的流行是没有地域的，奥运会期间有 204 个国家的贵宾、运动员和游客云集北京，加大了传染性疾病流行的概率。为了切实做好传染性疾病的防控，北京市一方面及时准确地掌握市内外、国内外的疫情动态；另一方面与天津、河北、辽宁、山西、吉林、内蒙古等省市区的卫生部门建立了联防联控机制，及时分析疫情发展形势，制定防控预案，保证奥运会的安全举办。

"普及健康知识、参与健康行动、提供健康保障、延长健康寿命"四个健康促进阶段的形成，是近年来健康城市建设实践在理论和观念方面的另一收获。可以说，经过各部委办局的不懈努力，北京健康城市建设在新常态时期已呈现几大转变：一是爱国卫生已从环境卫生整治转向人群健康促进；二是健康教育已从健康知识普及转向健康行为转变；三是个人健康评价已从健康知识知晓率转向健康素养养成率；四是人群健康状况指标已从人均期望寿命转向健康期望寿命。

## 三 逐步形成健康北京多媒体合作宣传机制

促进人群健康水平提高，给市民传递正确的健康知识和理念是北京健康城市建设的首要任务。而传递的方式就是充分利用电视、广播、报纸、网络等大众媒体进行宣传和科普。自 2010 年以来，北京市健康促进工作委员会与市委宣传部、市广播电视局等部门密切合作，强化与各主流媒体的合作。2011 年和 2013 年共遴选 474 名市级健康科普专家，在全市广泛开展以科普专家为核心的健康知识普及行动，开展健康北京建设宣传，包括健康知识普及、"健康北京'十二五'发展建设规划"解读、健康北京工作动态以及阶段性成果发布等。并通过制定《健康北京人指引》，编写《健康大百科》科普丛书，向市民赠送《首都市民健康膳食指导》，发放限量油壶、限量盐勺等形式，不断向全市城乡居民传播健康知识。在市民中掀起学习健康知识、"管住嘴、迈开腿"的健康促进热潮。目前已形成以科普专家为核心、主流媒体为先导的健康知识传播模式。北京市健促办成立媒体工作室，及时与各类媒体进行对接，发挥健康科普传播中政府的主导作用。自媒体工作室自成立至 2020 年底，与北京电台、北京电视台的合作栏目达到 14 个，推荐选题 150 余个，媒体选定率达 50% 以上。与《北京晚报》《法制晚报》《健康》杂志等报刊建立《健康北京》专栏和《健康科普专家》专栏，完成专栏专版宣传共计 196 次。2013 年 5 月，北京电台在新闻频道正式建立《健康北京》专栏，至此，健康北京栏目已覆盖北京市主流媒体。北京电视台《快乐健身一箩筐》《生活 2013》，北京电台《百姓健康大讲堂》等栏目的健康科普专家邀请率达 90% 以上，北京健康科普专家团逐渐成为北京主流健康栏目的重要嘉宾来源。较好的传播效果也调动和激发了专家们参与政府健康促进活动的热情和积极性。此外，北京市以社区为基础传播健康知识，开展"健康大讲堂"讲座 6000 多场，发放各类健康知识宣传品 2950 多万件；通过邮局向市民家庭赠送 510 万册《首都市民预防传染病手册》《首都市民健康膳食指南》；公布了《健康北京人指引》，指导市民养成健康的生活方式；市卫计委组织 1000 余位专家编写了首套《健康大百科》系列科普丛书等。多渠道、大规模、大力度的媒体宣传，使全民健康教育活动取得了非常好的效果，北京市民的健康意识有了很大提高。

## 四　积极动员城乡居民参与健康城市建设活动

健康促进行动以健康知识教育为先导，引导市民参与健康行动，提升人群健康水平。其一，普及健康知识是健康促进行动的首要任务。促进人群健康水平提高，给市民传递正确的健康知识、理念是首要任务，要充分利用电视、广播、报纸、网络等大众媒体宣传报道健康知识。多渠道、大规模、大力度的媒体宣传使全民健康教育活动取得了非常好的效果，北京市民的健康意识有了很大提高。其二，引导市民参与健康行动是健康促进行动的基本方法。北京市通过开展"健康奥运，健康北京"全民健康系列活动，"健康北京人——全民健康促进十年行动规划（2009—2018 年）"系列活动、"阳光长城计划"慢性病综合防治行动等中长期计划活动不断普及健康知识，引导市民参与健康行动。在全民健康知识普及的基础上，从2009 年开始，市政府开始每年发布《北京市卫生与人群健康状况》，除2009 年以北京市卫生局名义发布外，其余均以北京市人民政府名义发布，成为全国最早以白皮书方式发布卫生与健康状况的城市。白皮书的发布，一方面体现了北京市政府对居民健康与城市卫生的高度关注；另一方面，作为北京市卫生与人群健康的权威报告，能够连续反映北京市卫生与居民健康的变化，可以成为政府公共卫生决策的重要依据。全市各级政府、各部门针对北京市民目前主要的健康问题和威胁，有的放矢地开展了健康知识普及行动、合理膳食行动、控烟行动、健身行动、保护牙齿行动、保护视力行动、健康知己行动、恶性肿瘤防治行动和母婴健康行动九大健康行动。启动了健康社区风采大赛、"北京健康之星"评选，提出了控制腰围、镶上牙齿、摘下眼镜等具体目标。全市提出了"管住嘴、迈开腿"全民健身运动口号，广泛恢复工间操。其三，改善健康环境、延长健康寿命是健康促进行动的最终目标。健康环境的改善是一项社会系统工程，需要政府各部门、全社会的共同努力。为了加强对健康促进工作的组织领导，北京市政府在市级层面成立了多部门参加的北京市健康促进工作委员会，将九大健康行动涉及的 24 项具体项目分别落实到各个成员单位，进一步明确责任，各成员单位分阶段制定工作目标，由市政府每年进行督导检查。围绕健康城市建设目标，北京市各部门先后开展了健康北京绿化行动、健康北京控烟行动、健康北京灭蟑行动、"阳光长城计划"慢性病综合防治行动、垃圾分类达标活动以及 35 项大气污染减排项目，在社区、学校、医院等广泛开展健康促进场所的创建活动，形式多样的创建活动既调动了广大群众参与的积极性，也使居民生活与工作环境不断改善。

## 五　从城市管理入手，全力推进健康城市指标落实

健康管理是对个体或群体的健康进行全面监测、分析、评估，提供健康咨询和指导以及对危险健康的因素进行干预的全过程。健康管理的宗旨是调动个体和群体及整个社会的积极性，有效利用有限的资源达到最大的健康效果。健康管理的核心是将健康体检、健康风险评估、健康干预、健康教育与健康促进科学有机地结合，从而达到提高人们生活健康水平，减少和控制疾病发生发展的目的。我国在 2008 年全国健康讨论大会上正式提出了健康管理，各城市都开始将疾病治疗转向疾病的防治和对健康的跟踪、观察。北京市作为 2000 多万人的超大型城市，人们的健康状况不仅关系医疗机构的负担，而且关系全市的持久发展，实施科学的健康管理不仅能缓解这些医疗负担，而且可以从根本上长远地改善北京市人群的健康状况。

因此，北京市委市政府和相关医疗管理行业很早就认识到发展健康管理的重要性，并开展了以下三方面工作。①成立北京健康管理协会。2007 年 12 月 25 日，由北京市体检中心、北京同仁医院、北京九华医院投资管理有限公司等 8 家单位发起，成立了北京健康管理协会。该协会是以北京地区涉及健康管理服务的医疗机构为主体，同时吸纳健康教育、信息网络以及健康相关服务机构组成。②提升健康管理队伍素质。针对健康管理队伍的人员数量及服务质量参差不齐的状况，北京市开展了一系列的健康管理师培训并严格落实健康管理师的考核制度，使健康管理师在营养、运动、心理、环境、预防医学、临床医学、中医学、社会医学等各方面的知识和技能水平得到提升，有效提升了健康管理的服务水平。③完善健康管理质量标准和服务体系。北京市在健康管理机构从事健康管理的人员主要是具有

一定临床医学知识的医务人员。为进一步提升健康管理的服务水平和服务能力，北京市健康管理协会集中优秀的健康管理专家进行研讨，制定具有行业指导意义的健康管理质量标准和服务体系。尽管质量标准和服务体系尚不完善，但对全市的健康管理的开展仍具有重要的促进作用。

东城区、西城区在城市管理方面具有典型示范作用。几年来，东城区和西城区紧密围绕旧城改造、城中村治理、奥运重点工程、国庆 60 周年保障等重要项目，加大城市建设和环境综合整治力度，增强城市服务功能，美化城市景观，提升城市品位。每年以不同主题、不同形式重点开展环境综合整治月、爱国卫生月、城市清洁日等活动，形成了"上下联动，共创清洁环境"的良好工作局面。自 2004 年以来，东城区采用整合多种信息技术，运用信息化手段，依托"数字城市"技术创立了网格化城市管理新模式，切实有效地解决了原有城市管理模式下的信息反馈不及时、专业管理部门职责不明、管理方式粗放、缺乏有效的监督和评价机制等现实问题，逐步形成以改善民生为根本、以旧城改造为前提、以改革创新为动力、以科技运用为依托、以综合执法为保障、以一流工作为标准的城市综合管理新模式。西城区为深化健康城区建设，完成好新阶段工作任务，在深入研究西城区区情并充分借鉴其他城市工作经验的基础上，制定了符合世卫组织理念的《西城区 2008—2010 年建设健康城区指标系列及任务分解》，包括健康影响核心因素、健康影响基础因素、健康影响环境因素、健康干预因素、社会文明因素等 5 大类 110 项具体任务指标，并将指标一一分解，具体到各相关部门和街道办事处。指标体系的制定，一改以往政令性、概念性、格式化的模式，紧紧围绕人的健康，将切入点落实在居民生活、医疗卫生、社会保障、体育健身等关注民生、保障居民健康等因素上，不求大而求实，充分体现出政府以人为本的工作理念。西城区通过市政道路的逐年改造，带动基础设施升级换代，辖区"八横八纵"路网结构不断优化，相应配套设施进一步完善。商业、旅游街区道路完好率达 95%，一般街巷道路完好率达 85%，全区大部分居民居住条件得到改善，市容面貌得到优化，并在全市率先实施居民小区规范的垃圾分类收集和分类运输新模式。

## 六　因地制宜，开拓不同特色的健康实践之路

近年来，北京市各区县根据自身的经济社会发展状况、区域特点和资源优势，因地制宜，开展了不同特色、丰富多样的健康城市建设实践，积累了一定的具有推广和借鉴价值的经验。例如东城区依托优势资源，以社区为单位，创建了中医药特色健康管理社区和体育生活化社区，推行家庭医生责任制管理，组建了由全科医生、社区护士和防保人员组成的164支家庭医生式服务团队，开展中医药特色健康管理服务。东城区从中医药服务、中医药养生、中医药文化三条主线入手，充分调动医疗机构、社区居民和社会的积极性，采用中医药手段对社区居民个体和群体进行连续性全程健康管理，对健康危险因素进行全面监测、分析、评估、预测和预防，使有限的资源达到最大的健康管理效果。中医药特色健康管理社区创建工作的深入开展，提升和充实了社区卫生机构中医药服务水平与内涵，激发了社区居民参与健康管理的主动性和依从性，达到了使广大社区居民了解中医、认识中医、使用中医、享受中医的目的，让中医药真正惠及了千家万户，提升了大众健康水平。西城区不断完善健康城市建设体系，从制定"三年计划"着手细化任务指标和工作分解，不断完善在健康环境、健康社会、健康人群方面的健康政策体系，制定健康城区评估指标体系，区、街道、单位层层签订《建设健康城区目标责任书》。朝阳区以健康管理为基础，以健康促进为主线，以慢性病防控为主要特色，完善公共卫生管理体系，不断深化医改，解决民生问题，满足人们健康需求，实现人人享有基本卫生保健的目标。延庆县依托自身特点，加强生态建设，打造健康城市优质环境；发展绿色经济，筑牢健康城市的经济基础。

## 七　重视社会组织推动力量，专家学者智库资源支持

社会组织是党和政府联系群众的桥梁和纽带，是加强社会管理的重要

力量，是实现社会协同、公众参与的有效组织形式。各类社会组织在环境保护、慈善救助、公益服务、扶贫发展、权益保护、健康促进等经济社会发展领域表现活跃、作用凸显。中国医药卫生事业发展基金会就是其中的优秀代表。中国医药卫生事业发展基金会成立于 2005 年，是民政部登记的全国性的公益基金会。在王彦峰理事长的带领下，基金会本着"以人为本、扶贫济困，为人民的身心健康服务"的宗旨，秉持"健康是生产力"的理念，发起并积极推进了"健康中国工程"，形成了具有自身特色的三个品牌项目，包括健康中国流动医院项目、基层医务人员培训项目、健康城市及全民健康行动项目，在社会上受到广泛好评，产生了积极的影响，在健康城市建设方面取得的成就尤为突出。早在 2008 年北京奥运会期间，中国医药卫生事业发展基金会就与中国疾病预防控制中心、北京市卫生局合作开展了"健康奥运，健康北京——全民健康活动"，开了在特大城市开展建设健康城市的先河。此外，基金会为唐山、广州、上海、天津、南宁、青岛、大连等城市开展健康城市建设提供了有益的经验借鉴。中国医药卫生事业发展基金会是北京健康城市建设的发起者和推动者，该基金会除了参与历次健康城市建设的重要活动外，还与北京健康城市建设促进会、北京民力健康传播中心等其他社会组织一起致力于健康城市理论实践研究，出版了多部专著。如《中国健康城市建设研究》《中国健康城市实践之路》《北京健康城市建设研究》《2012 北京健康城市建设研究报告》《2013 北京健康城市建设研究报告》《健康是生产力》等。此外，《中国健康城市建设研究》《北京健康城市建设研究》两部专著还被译成英文，在联合国开发计划署驻华代表处和世界卫生组织驻华代表处的精心安排下，更好地对外宣传健康城市的"中国故事"和"北京故事"。社会组织智库建设不断增强，研究成果成效卓著。北京健康城市建设促进会作为全国首家以"健康城市"命名的社会组织，成立 8 年多，两次获得中国社会组织评估等级 5A 级评价，共完成了百余项健康城市课题研究，其中"治理 PM2.5 国际经验及对北京的启示""伦敦、纽约、东京专家谈特大城市人口控制经验""欧美水污染防治对策研究及对我市的启示""关于进一步推动北京健康城市建设的建议"

等多项课题，获得北京市委市政府领导批示。"治理 PM2.5 国际经验及对北京的启示"课题获得由中共北京市委、北京市政府颁发的"北京市第 11 届优秀调查研究成果"二等奖，充分发挥了民间智库为党和政府决策服务的作用。

专家学者是普及和推广健康知识的重要力量，定期开展健康促进成果的专家评审和监督，是北京市开展健康城市建设工作的重要环节。北京市爱卫办、北京市健康促进办公室联合高等院校、科研院所及北京民力健康传播中心、北京健康城市建设促进会等社会组织，开展对《健康北京人——全民健康促进十年行动规划》和《健康北京"十二五"发展建设规划》的中期评估，总结不足。充分利用"双健活动"的奥运遗产，既达到了许多医学专家希望通过向人民群众传播健康知识、控制疾病滋生和蔓延、实现"预防为主"的方针的目的，又满足了广大群众迫切希望专家走出科学殿堂、开展医疗知识普及活动的愿望。

## 八 积极推进健康社区、健康示范单位等健康细胞工程

在创建健康细胞工程的过程中，各地的健康社区探索了很多有特色的做法和成功经验。健康社区在某种程度上反映着一个地区的政治、经济、文化和生活水平。按照中央的发展路线，北京市以制定实施健康策略、提供健康服务、营造健康环境为主要工作内容，在全市范围内开展健康社区和健康示范单位建设，还开展了健康促进示范村、健康促进医院、健康促进学校等健康促进项目建设，将健康促进和健康管理延伸至基层。为全面推进健康促进工作，根据《全民健康素养促进行动规划（2014—2020 年)》要求，国家卫计委在全国开展了健康促进县区试点项目，倡导实施"将健康融入所有政策"策略。石景山区、昌平区、东城区、怀柔区、西城区、门头沟区已分批开展了建设全国健康促进区试点工作，其中，石景山区和昌平区目前已通过试点验收。从一个人、一个家庭、一个单位、一个社区着手，不断将健康城区建设活动扩展、放大。实施目标管理，以街道、部

门为单位，将本地区、本行业中对建设健康城区工作重视程度高、积极性高的单位作为健康单位、健康社区、健康家庭的培养对象，区、街道爱卫会严格按照标准，进行典范式培育，精心管理、指导、监督、检查，适时进行阶段性效果评估，发现问题及时解决，发现漏洞及时弥补，促其达到健康城区标准要求。东城区、西城区坚持部门牵头、街道负责的原则，在各街道、地区内广泛开展争创卫生红旗单位、健康单位、健康社区等一系列健康促进活动，使健康城区建设稳步推进，使百姓从中得到实惠。东城区爱卫会与有关部门联合开展了迎奥运"清洁卫生楼门院"主题评选活动，共评选出 200 个"东城区卫生清洁楼门院"。2007 年，东城区制定了《东城区健康家庭标准（试行）》，受到广大居民的热烈响应，经过居民家庭申报、社区评定、街（区）爱卫办验收，295 个家庭被评为东城区首批"健康家庭"。爱国卫生红旗单位是北京市爱国卫生领域的最高荣誉，具有典型示范和样板引路的作用。截至 2010 年底，全区红旗单位数量已达到 38 个，共有101 个社区获得了市级健康社区称号。此外，东城区还实施蓝天工程，推动"健康学校、健康锻炼"等多指标的落实，通过实施教育优质资源均衡发展战略和素质教育战略，绝大多数中小学生都享受到优质的教育资源和良好的教学条件。东城区还启动"体育生活化示范社区试点"，并在全市推广和交流，使大众体育实现真正意义上的进社区、进家庭的目标，实现了全民健身衔接紧密、运行通畅的工作机制。西城区在全区开展健康单位、健康社区、健康家庭等 13 个类型的创建活动中，按照《西城区健康城区项目指导评估指标》的要求，对各地区、各部门推荐的单位、社区和家庭实行目标管理，加强典型培育，精心检查指导，使"健康细胞"在全区不断扩展、延伸，建设健康城区行动在不同人群、不同环境和社会生活各个领域的覆盖面和渗透力逐步加大。西城区爱卫会按照《西城区健康城区项目指导评估指标》，在地区爱卫会及相关部门自查自评的基础上，对基层上报的单位、社区、家庭分别进行抽样验收，经审核确实达到标准的，授予荣誉称号。在建设健康社区的过程中，北京市坚持政府主导，社区卫生服务机构充分发挥作用，因地制宜、积极探索医养结合的形式，以北京市西城区等全国试点为基础，鼓励各区县在完成"规定动作"的同时，突出自身特点，因地制宜搞好"自选动作"，努力建成一批贴近需求、富有特色、群众认可的示范城区、示范社区、示范单位，构筑健康中国的微观基础。

## 九 形成以研究促实践，以实践带研究的互相促进经验

城市化的快速发展，推动了经济繁荣和社会进步，促进了广大居民生活水平的提升和健康状况的改善。与此同时，越来越多的城市也患上了"城市病"。因此，在推进城市发展的同时，也要注重预防和治理"城市病"。建设健康城市是适应中国经济社会发展形势，满足人民群众健康新需求的必然要求，也是实现健康中国目标的重要抓手和有效途径。北京市委市政府为了推动北京市健康城市全面深入的发展，成立了北京市健康促进工作委员会；为充分发挥社会组织的作用，以首都社会经济发展研究所为依托，成立了以王鸿春同志为理事长的北京健康城市建设促进会（简称"北京健康促进会"）。随着健康城市的发展，在北京逐步形成了一支政府与社会组织相结合推进健康城市建设的骨干队伍。代表政府的目前是北京健促委、中国医药卫生事业发展基金会、北京健康城市建设促进会等民间组织、首都社会经济发展研究所和北京健康城市建设研究中心等都各司其职、各展所长。有了这样一支健康城市建设的骨干队伍，促使市内的工作主要向精细方面发展，北京市从健康环境、健康社会、健康服务、健康人群、健康产业、健康文化等六大方面，不断总结北京健康城市建设的成功经验、发现每个时期的新问题；并对外走出去、请进来进行经验交流，共同提升健康城市建设水平。2011年，中国医药卫生事业发展基金会和首都社会经济发展研究所开展了"'城市病'治理新趋势调查"课题研究，总结国外健康城市建设的成功经验，以期让北京市的城市化摆脱传统发展模式的弊端。该研究获中共中央政治局委员、北京市委书记刘淇批示，供市委市政府决策参考。2014年，中医药卫生发展基金会等主办了"健康城市与'城市病'治理"国际研讨会，会议主题为"控制特大城市人口规模"。伦敦、纽约、

东京等世界知名大都市同样面临特大城市人口控制等共性问题，各大城市代表人各抒己见，共同探讨症结所在，并分享成功经验。会议之后，首都社会经济发展研究所积极开展了相关理论研究，成立了"控制特大城市人口规模研究"课题组，对国内外特大城市人口调控研究现状及其控制措施进行梳理和总结，并报送市委市政府领导做决策参考。通过召开国际性的健康城市经验交流会等，不断发现新的重难点问题；通过课题研究进行专项研究，并进行实地考察调研，探讨健康城市建设之路。北京市健康城市建设工作从自身建设问题出发，以更宽广的国际化视角，不断与上海、杭州等国内优秀健康城市以及日本、英国、澳大利亚等国进行互访和交流，积极借鉴国际上领先国家的创建方法，始终使北京健康城市建设的研究工作走在前列。

## 十　开展督导检查和考核评估工作

为进一步改善北京市居民的主要健康指标，全面提升市民的健康素质，2009 年，北京市人民政府在全市正式下发实施《健康北京人——全民健康促进十年规划》（以下简称《十年行动规划》），通过开展九大健康行动，完成 11 项人群健康指标；提出了未来 10 年健康促进行动计划和工作目标，用健康促进的策略应对慢性病的挑战；通过普及健康知识、动员市民参与健康行动、政府提供健康保障，延长全市居民健康寿命。2010 年 8 月，北京市健康促进工作委员会办公室向各成员部门下发了《关于上报"健康北京人——全民健康促进十年行动规划"工作信息的通知》，建立了信息上报机制，为开展考核评估奠定了较好基础。自 2011 年起，北京市健康促进委员会办公室每年对各部门、各区县健康促进行动开展情况进行监督和考核，并编制《北京市健康促进工作年度汇编》，积累《十年行动规划》落实情况的资料，也为各成员部门、各区县分享建设经验提供了良好的平台。

2012 年 5 月，北京市健康促进工作委员会下发了《关于开展 2011 年度北京市健康促进工作考核的通知》，制定并下发了《北京市健康促进工作考核评估方案》和考核评估表。考核采用区县自查和现场督导考核相结合的方式。2012年5~6月，32家健促委成员单位、16个区县的健促委按照方案要求，组织完成自查并上交自查评估报告。2012年6月至7月，经过考核培训和动员，市健促办分4个组从五个方面对全市16个区县及8家成员单位落实《十年行动规划》情况开展了督导和评估，对全市健康促进整体情况和九大行动的落实情况进行了全面调研，为下一阶段的工作奠定了基础。2013年和2018年北京市健康促进工作委员会办公室积极开展了《十年行动规划》中期和末期的独立第三方评估，为《十年行动规划》实施过程和效果做出更丰富、客观的评价。自2013年起，顺义区将健康促进工作纳入区政府为群众拟办重要实事工作，截至2018年已经连续6年作为区政府折子工程在全区开展工作。从2013年开始，健康促进工作列入区政府督查室对各镇街道绩效考核项目。按照全国健康素养监测方案的要求，2014年北京市西城区、朝阳区、石景山区、通州区、顺义区、大兴区、密云县和延庆县作为国家级监测点开展了居民健康素养监测调查工作，采用问卷调查的方式了解监测对象的健康素养水平，问卷内容主要包括基本健康知识和理念、健康生活方式与行为、基本技能3个方面。为保证监测质量，按时完成数据上报，全市通过开展调查员培训、入户调查、质量控制、数据录入分析等环节确保工作顺利进行，截至2018年已完成区县2160个样本的数据收集工作。2015年怀柔区、平谷区、通州区、燕山地区、天安门地区、延庆区接受国家卫生区复审，另有9个镇接受国家卫生镇复审，5个乡镇申报国家级卫生镇。为巩固提高创卫成果，各被检区镇成立复审工作组，加大资金投入，提高卫生基础设施建设和环境面貌，不断强化标准培训、落实各项职责，健全长效管理机制，整体卫生水平有了明显改善。市级层面于2015年6月底完成复审暗访和调研工作，并报请全国爱卫办进行复审。2015年11月，各复审区镇均通过全国专家组暗访。2018年，顺义区政府将实施"健康顺义"战略纳入各成员单位的2018年"大党建"绩效考核。

# 第四章
## 北京健康城市建设展望

按照健康中国战略，北京市制定了《"健康北京2030"规划纲要》。这是一项惠及百姓健康、关乎城市发展的战略规划，对落实北京"全国政治中心、文化中心、国际交往中心、科技创新中心"的城市战略定位、建设国际一流的和谐宜居之都，具有十分重要的意义。按照《"健康北京2030"规划纲要》的要求，北京市将坚持健康优先，将健康融入所有政策；坚持政府主导，人民共建共享；坚持深化改革，实现创新发展；坚持公益性与公平性，推动均衡发展；坚持服务首都城市战略定位，促进京津冀协同发展。到2020年，城市基础设施水平全面提升，城乡环境条件持续改善，影响健康的主要因素得到有效治理，居民健康生活方式广泛普及，人均期望寿命稳步增长，全民健康水平明显提高，健康城市建设水平位居全国前列。到2030年，市民健康水平将进一步提升，人均期望寿命、婴幼儿死亡率等主要健康指标稳定或达到国际先进水平，健康公平性明显提高，形成人人拥有健康环境、人人享受健康生活、人人享有基本医疗卫生服务的大健康格局，基本建成健康中国首善之区。

2020年是全面建成小康社会的决胜之年，完成北京市现阶段全面建成小康社会的目标迫在眉睫。各级政府部门必须坚持不懈地推动健康北京建设工作，加快推出更多有力举措，努力为人民群众提供全方位、全周期的卫生与健康服务，全面提高全体市民的健康水平，为全面建成小康社会提供坚实保障。为了应对群众健康服务需求日益增长、多重健康问题交织、医药卫生体制改革进入深水区和攻坚期的复杂形势，推动健康北京建设，提升市民健康和水平，政府部门要坚决贯彻落实中央关于健康中国战略的决策部署，调动各方面的积极性，探索更多好经验、好做法，全方位、全周期保障人民健康，不断增进市民群众健康福祉，积极营造和谐宜居的健康环境，实现城市更高水平、更可持续发展。

为达到上述目标，北京健康城市建设应从以下几个方面着手，全面推进。

## 一　完善健康北京建设管理长效机制

为推进健康中国建设，提高人民健康水平，中共中央、国务院印发了《"健康中国 2030"规划纲要》，中共北京市委北京市人民政府印发《"健康北京 2030"规划纲要》，为健康北京建设提供了新的机遇。2018 年北京市卫生和计划生育委员会印发《北京市实施〈"健康北京 2030"规划纲要〉行动计划（2018 年—2020 年）》的通知，各区也制定了本地区落实健康北京建设的具体实施方案，围绕《"健康北京 2030"规划纲要》的主要任务和核心指标，分阶段推进。"十三五"后期要继续完善健康城市建设管理长效机制，以北京市爱国卫生运动委员会和健康北京行动推进委员会为主要工作组织协调议事机构，要优化工作结构，创新管理机制，使城乡同步推进。健康北京建设涉及全市 50 多个部门和行政区、街道（乡镇），应进一步明确各部门、各单位的权责，密切沟通，加强配合，与各自的年度规划衔接，落实到相关部门、相关人，使健康北京建设管理长效机制不断完善。强化村居公共卫生委员会建设，夯实健康北京工作网底；同时鼓励专业化、市场化建设和运行管护，发挥多主体的联动作用，将健康北京"十三五"规划各项指标有序落实，并着力引导市民树立健康的生活理念，共同推进健康北京创建的总体提升。

加快建立健康城市建设联席会（联盟）制度，实施跨部门组织领导协调机制建设。健康城市建设是一项关乎城市规划、建设和管理的伟大事业，是治理"城市病"的有效手段，应参考"双健活动"的高层领导协调小组和《十年行动规划》中北京市健康促进工作委员会的工作机制，整合健康城市建设资源，搭建起社会各界集思广益、共同促进，成员单位密切配合、合作共赢的联席会（联盟）平台，与世界卫生组织接轨，组团发展、统筹协调，实现资源共享、互通有无，进一步加强健康城市建设的力度。北京市健康城市建设工作由健康北京行动推进委员会和市爱国卫生运动委员会办公室组织开展，在市级层面已实行了"一个机构，两块牌子"，工作机制比较顺畅。但在区级层面，爱国卫生运动委员会办公室有的设在区、市政管委，有的设在区卫健委，随着健康城市建设的不断深入，进一步整合势在必行。北京市要进一步研究如何从机构上保证健康城市建设工作顺利开展，区级层面的健康城市建设的机构设置建议参考全国、市级的工作机构，统一到卫生系统。

完善健康城市工作机制，在市级层面建立高层组织协调机制。健康城市是城市发展的方向，健康城市的标准、指标体系、规划的落实、考核、评估机制正处于建立和调整过程中。因此，建立强有力的组织协调机制至关重要。健康北京行动推进委员会和北京市爱国卫生运动委员会作为组织协调部门，均挂靠在北京市卫生健康委员会。由于在开展工作时要面对各区县及同级的各委办局，组织协调力度仍显不足，建议参考"双健活动"经验，建立多部门联席会议制度，减少组织协调沟通障碍。在市级层面建立北京市健康城市建设领导小组，对上接受全国爱卫会的业务指导，对下组织协调各区县、各委办局开展工作，对外与世界卫生组织、联合国驻华机构接洽。领导小组下设办公室，由市委市政府主要领导任组长，主管副市长兼任办公室主任，逐步落实市级领导、区县落实的组织体系，充分利用市级组织协调的优势，调动各级人民团体参与健康北京建设。北京市要进一步加强对健康北京建设工作的重视，将其列入重要议事日程，建立健全稳定可持续的投入机制，推动"大健康"融入经济社会发展全局。加强组织领导，强化责任担当，把保障人民健康作为实施经济社会政策的重要目标，全方位支持健康北京建设，研究制定推进健康北京建设的具体方案和措施，坚持问题导向，分阶段、分步骤组织实施。完善健康北京工作机制，充分发挥北京市卫生健康委员会、首都医药卫生协调委员会和北京市爱国卫生运动委员会等有关部门的作用，注重发挥工会、共青团、妇联、残联以及各民主党派和无党派人士的作用，加强部门协作，努力形成多层次、多元化的健康事务社会共治格局，共同推动健康北京建设。鼓励各区、各单位从大局出发，因地制宜，大胆探索创新，研究制定本部门、本领域与健康北京工作相配套、相衔接的具体方案。将健康北京建设工作纳入本市各级政府和各部门工作绩效考核，建立常态化、经常化的督查考核机制，强化激励和问责。要积极承担和参与全球卫生健康治理的各项活动，扩大对外交流与合作。

## 二 提升健康城市建设合力

建设健康城市，内容繁杂、涉及面广，需要政府主导，诸多部门共同努力、密切协作。在健康北京建设方面，北京市在顶层设计上已建立了多部门协调的工作机制，但各部门对此项工作的战略认识不足。各部门需要准确地把本部门职责与健康城市建设工作紧密统一，增强责任意识，有效推进整体工作。尤其是社会组织的推动力，亟须进一步加强。自 2011 年以来，为更好地利用社会组织的力量建设健康城市，北京健康城市建设促进会与中国医药卫生事业发展基金会紧密合作，并与首都社会经济发展研究所、北京市决策学学会等社会组织和研究机构合作，共同开展了一系列的健康城市建设工作，同时为北京市开展健康北京建设提供了决策依据。但是健康城市建设工作更多需要的是政府职能部门之间的协调与配合。政府部门以执行领导决策为前提，社会组织以公益性和惠及社会福祉为主要目的，两者的目标是不同的。政府侧重于执行和整体规划，社会组织侧重于研究、宣传和推广。如果政府部门和社会组织不能形成长久的集合力机制，就会从整体上降低北京市健康城市建设的推动力和强制力。加强北京健康城市建设促进会与市级乃至全国、国际相关健康城市建设职能部门的工作沟通和交流，是提升北京健康城市建设合力的有效途径。建设健康城市是一项涉及多部门、多领域甚至社会生活全方位的复杂系统工程，其政府主导、多部门合作、全社会参与的性质及特点决定了此项工作需要有力的统筹与组织领导，集体合力至关重要。借鉴国外健康城市发展的推动经验，结合中国政治、经济体制，全社会的集体合力作用显而易见，有效发挥集体合力的作用，必须充分考虑权力影响因素、政策影响因素、部门与社会组织协调等。因此，社会组织与政府部门的沟通协调，是促进长效合力形成不可或缺的重要条件。

此外，政府部门在保证各项工作顺利进行的基础上，需要进一步探索如何实现健康城市工作的统筹兼顾和共同推进。健康城市与爱国卫生工作、卫生医疗工作、健康促进工作、健康细胞工程等密不可分又各有侧重，需要清晰界定几者之间的关系，发挥好协调统一、相互配合、共同发展的作用。就国内实际而言，北京健康城市建设缺乏适合区域特点的理论支撑，又没有可供借鉴的成熟经验，更没有完善的评价指标体系。因此，无论是主要责任部门，还是各职能单位，都应做好对健康城市与部门工作关系的准确理解并确保工作实践中的计划、操作、评估等方面的科学性，不断完善"中国健康城市建设评价指标体系"，建立"北京健康城市建设评价体系"。未来要进一步提升对健康城市建设的认识，将健康城市与落实科学发展观、促进民生发展、共建和谐社会及与部门职能的关系厘清。

## 三　进一步加强规划的组织实施和指标落实

从 2013 年起，北京市开展了《健康北京"十二五"发展建设规划》《健康北京人——全民健康促进十年行动规划》和《北京市"十三五"时期健康北京发展建设规划》的中期评估工作，不同规划中，健康城市建设目标存在差异。建议根据评估结果，适时制定下一阶段规划实施要点，同时调整行动规划中不合理的指标。"十三五"时期，把健康北京建设规划、健康促进工作规划、爱国卫生工作规划在全市范围内进行了整合和汇编，统筹协调共同推进。下一时期，北京市应把建设健康城市定位在促进转变发展方式、实现科学发展的战略新高度，通过落实健康城市战略，破解北京市在既有经济社会发展模式下存在的弊病，解决好"健康"这个重大的民生问题。政府各级部门应高度重视规划指标的落实，依据规划制订各自的行动计划，并建立考核机制。同时，各部门应积极开展健康城市与部门工作关系的研究，从而提升对健康城市工作的认识和理解。高度重视健康北京"十三五"发展建设规划以及各阶段规划的制定与落实，制定具体的实施方案和年度工作计划，将各项指标逐年、分阶段进行任务分解，确保规划中各项指标和任务的完成。

## 四　发挥社会组织的推动作用，加强健康城市理论实践研究

世界卫生组织认为，社会组织是推动健康城市建设的重要力量。国外健康城市建设都是由社会组织推动开展的。健康城市建设涉及城市建设和管理的方方面面，但最终还是要通过营造良好的自然和社会环境，引导人们形成良好的生活习惯，落实到实现人的健康上。没有全社会和社会组织的参与，健康城市建设就失去了赖以生存的主体。鉴于此，建议北京市继续鼓励发挥社会组织在健康城市建设中的作用，加强与国内健康城市、健康城市组织之间的交流；探索建立相对固定的沟通交流机制，分享经验，提高健康城市建设的水平，形式可考虑高层论坛、市长论坛、健康城市对话、健康城市联盟等。同时，应加强与国际健康城市机构与组织的联系，推动建立长期稳定的合作机制。要特别针对健康城市建设实践中的重点、难点问题，开展调查研究，如健康城市指标体系，健康城市建设实施路径，协调规划环境、交通、人口、教育、社会保障、城市安全等健康城市建设相关部门的工作机制，包括慢病防控等直接与广大群众生活密切相关的方面。

北京市在健康城市研究成果和创建经验宣传上，要借鉴发达国家和地区的媒体在健康促进中履行社会责任的成功经验，建议由市委宣传部牵头，

市属新闻媒体用更多版面、更多时段进行宣传，充分利用"健康北京"App客户端、微博、微信公众号等新媒体进行宣传。采取政府购买服务的方式，传播健康科普知识，提高居民的健康素养。在继续开展媒体传播的同时，注重发挥新媒体在健康知识传播及行为干预中的作用。科学技术的发展，特别是新媒体、穿戴式设备的发展，为开展健康信息传播和进行健康行为干预提供了新的机遇与可能，值得高度关注。为此，建议适当开展专项研究、支持试点项目，在传统媒体提供健康知识普及的基础上，发挥新媒体、新技术在个性化健康行为指导与干预中的作用。

## 五　落实大健康理念宣传，重视行为方式改变

以基层为重点，以改革创新为动力，预防为主，中西医并重，将健康融入所有政策，人民共建共享。新时代卫生与健康工作方针为健康北京建设指明了方向。《"健康北京2030"规划纲要》明确提出，到2020年，实现国家卫生区全覆盖。目前，北京市还有几个区需要努力入围。2018年3月，全国爱卫会印发《全国健康城市指标评价体系（2018版）》，要求各区、各部门、各医疗卫生机构认真学习，研究吃透，积极为创建国家健康城市做出贡献。要继续推广健康细胞工程建设，普及健康理念，开展健康行动，推广健康的生活方式。要继续深入开展健康北京系列活动，引导市民更好地树立自我保健意识，推进健康风险评估系统全面覆盖，并建立健康管理方案，对居民身体保健状况及时预警，为健康中国战略的实施提供有效数据。要持续加大卫生创建工作力度，全市应紧紧围绕提升基层应急能力、打造安全城市、增强市民获得感，为群众开展卫生应急防灾减灾知识服务。精准对接人民群众多样化、多层次健康需求，将中西医并重落到实处，让群众体会到中西医并重带来的好处。以实施健康中国战略为指引，倡导健康文明的生活方式，积极应对人口老龄化，加快推进健康产业改革与发展，加大健康产业的宣传力度。

综观《十年行动规划》实施以来的健康促进活动，总体而言，更多的

活动集中在目标人群的健康教育领域，其中又以媒体宣传、健康教育讲座（健康大课堂）、发放健康教育材料、卫生知识宣传活动为主。值得肯定的是，健康知识的传播有利于提高广大市民群众对健康问题的关注，树立自我保健意识，学习健康技能，也有益于健康行为的形成。但是理论与实际均表明，影响人们健康行为的因素是多方面的，且不同人群、不同健康行为的影响因素也不尽相同，只有改变行为生活方式才能最终改善健康状况。因此，在既往开展的健康促进活动的基础上，健康北京建设需要对不同人群的健康行为进行深入分析和针对性干预，争取早日让中小学生肥胖率、高血压及糖尿病患者的血压和血糖控制率等指标达到理想水平。

## 六　整合推广各区成功经验，积极创新工作机制

北京市东城区于 1994 年就被世界卫生组织确定为健康城市建设试点地区。随后，西城区也被世界卫生组织列为试点地区。经过多年探索，北京市各区在实践中形成了很多好的经验和做法。北京市对这些区取得的经验进行系统的总结和整合，将一些适用性强的成熟经验上升为全市的健康城市建设工作方案，向全市推广；同时，加大政策支持力度，促使相关片区进一步探索和完善创建经验。比较好的经验有东城区的网格化管理模式及相关建设评价指标体系、西城区全面推进建设健康城市的"三年行动计划"及相关建设评价指标体系等、各区在"双健活动"中发挥巨大作用的"媒体协调机制"等。北京市要加大宣传工作的投入力度，积极传播健康城市理念。一切工作都要从人的健康出发，以习近平新时代中国特色社会主义思想为指导，实事求是地为人民服务、为群众谋利益。要通过实地调查和分析，深刻了解、研究群众诉求，切实解决群众想解决和需要解决的问题，从群众中来，到群众中去，汲取群众智慧，丰富健康城市建设思路和举措。这些宝贵经验在北京健康城市建设进入全新发展阶段后，可继续加以完善或沿用，使其发挥更大的作用。

## 七　进一步推广健康城市"细胞工程"——健康社区工程

社区既是城市的细胞，也是健康城市建设的基础。世界卫生组织提出的健康城市建设步骤中最重要的一项就是公众参与，建设健康社区是公众参与健康城市建设的主要途径。北京市在健康社区建设方面已有值得借鉴的成功经验。例如，东城区的中医药特色健康管理社区和体育生活化社区，西城区的"健康城区细胞工程"（包括健康社区、健康单位、健康家庭等）。国际上也有不少好的做法值得借鉴，如加拿大的健康社区网络、欧洲在社区层面开展的健康促进活动、英国的社区健康筛查、荷兰的关注弱势群体健康的家庭访视计划等。在健康城市建设工作中切实推动并加强"细胞工程"建设势在必行。作为首都，我们要抓典型、树标杆，率先建成健康城市，实现人与社会和谐发展，为全国做出表率。

通过试点摸索和总结经验，全面推进机关、企事业单位的健康促进工作。劳动力人口是社会建设和经济发展的中坚力量，而随着社会经济的发展，劳动力人口的躯体健康和心理健康均承受巨大压力，缺乏体力活动、吸烟、高血脂、超重肥胖等导致健康危险因素高发，但当前基于社区为主的健康促进活动很难覆盖这一群体。为此，有必要在开展的"工间（工前）操""无烟单位""健康促进企事业单位""健康食堂"的基础上，总结经验，制定健康促进工作场所相关标准，全面推进机关、企事业单位的健康促进工作。这不仅可以覆盖占人数比例半数的广大劳动力人口，也可以将防控慢病的关口前移，从长远来看，有助于降低慢病的发生率和延续慢病的发展。

## 八　发挥健康管理在健康城市建设中的作用

十五年来，北京市健康管理事业取得了一定的成绩，但若使健康管理事业在建设健康城市中发挥更重要的作用，还需要在以下几方面得到政府的大力支持。

127

### （一）建立完善的健康管理法规

法规是健康管理事业健康发展的重要基础。加强健康管理立法是健康管理事业得以实施与发展的依据与保障。目前，健康管理在全国尚无相应的法律法规，无论从健康管理人才的培育和培训，还是服务的步骤和流程以及健康管理服务的营销，都存在无法律规范和保护的现象。因此建立完善的健康管理法规是健康管理事业健康发展的基本保障。

### （二）建立与健康管理相关的政策制度

虽然国家卫生健康委、保监会及劳动和社会保障部明确健康管理为医疗保险风险控制的有效策略，但这些概念并未全面贯彻落实到相关执行部门的政策文件当中。如健康管理专业人才培养政策、筹资政策、税收优惠政策、从业环境优化政策等都未明确，尤其在国有体验服务机构收费标准只能按国家规定的医疗服务标准收取，而真正的健康管理核心服务如检测、评估、干预等尚未有国家规定的收费标准，这很难调动健康管理从业者的积极性，同时也严重阻碍了健康管理事业的顺利发展。

### （三）新医改将健康管理逐步纳入医保范围

国外的健康管理模式产生于采取预付制的健康保险机构，健康管理机构服务对象的费用最终是由保险公司支付，而我国非医疗性的费用支付完全由个人承担。尽管慢性疾病发病率的快速增长和医疗资源结构的失衡，使政府在新医改中已提到注重预防、治疗、康复三者的结合，但在公共卫生方面，特别是对慢性病防控方面仍然存在投入偏低，重"治"轻"防"的现象。建议政府扩大医保范围，逐渐将健康管理纳入医保范围，更好地保障居民健康。

### （四）建立严格的健康管理监督制度

目前，北京市健康管理协会探索建立了健康管理质量标准和服务体系，但它只是一个行业自律标准，没有强制力。由于缺乏相应的行业标准，政府对健康管理机构相关行为也就缺乏监督管理的依据，导致在健康管理服务过程中出现许多不规范的行为。因此，建立严格的健康管理监督制度及健康管理的考核机制是促进健康管理各项工作更好更快开展的重要保障。

### （五）推进健康服务资源的优化整合

医院、社区、疗养院根据各自的功能定位，形成了北京市三位一体的医疗卫生服务体系。其中，医院主要是针对患病群体进行治疗的专业性机构，而健康管理服务机构不仅针对患病人群更对亚健康人群进行有目的、有计划、有组织的健康干预，促进人群健康知识、态度、行为的改善，提高其健康状况和生活质量的机构。但是北京大医院医疗资源主要集中在三级医疗机构，广大市民也大都认为三级医疗机构的医疗水平才信得过，这导致人们不愿意选择其他医疗服务机构就医。而健康管理是一个长期的工作，三级医院专家由于临床、科研等一系列工作，几乎没有时间随访患者。因此建议整合优势资源，建立医院和专业健康管理机构的便捷就医绿色通道，使大医院与社区及专业健康管理机构三方形成无缝衔接，重大疾病送大医院治疗，需要长期管理的慢性非传染性疾病则由社区或专业健康管理机构收治。

## 九　在京津冀协同发展框架下共同加强生态文明建设

疏解非首都功能、推动京津冀协同发展是北京新时期三件大事之一。在此框架下，要创新生态文明管理制度，完善资源管理与生态环境保护制度，建立资源环境承载能力监测预警机制，完善绿色考核评价机制，强化生态考核、生态约束的制度体系建设，建立健全水、大气、土壤污染防治长效机制，持续实施大气污染防治行动。加快推进全市人居环境整治，在垃圾回收、污水治理和市容市貌等主要方向上动员各方力量，整合各种资源，强化各项举措，加快补齐全市部分地区人居环境突出短板。加强大气环境、水质、食品安全等国家卫生标准监管监督与惩罚力度，完善食品、药品全程电子可追溯制度。

## 十 坚持科技创新和人才培养，助力健康城市建设

大力推进科技创新，建立北京市卫生与健康科技战略专家咨询委员会和医学伦理委员会，加强环渤海卫生与健康智库建设，促进协同发展和科学决策。建设全市统一、互联互通、业务协同的全民健康信息平台，同步推进医疗卫生机构信息系统标准化，促进患者诊疗信息跨机构互认。加强人才队伍建设。北京市各级政府、各委办局一直以来高度重视居民健康以及健康促进工作，在组织建设、政策制定和多部门合作开展健康促进工作方面已走在了全国前列。这也必然造成健康促进工作涉及面广、涉及领域多、需要各个部门加强协调配合的局面，而健康教育专业队伍需要承担各级政府智囊团的重任，也需要为相关部门提供技术支持，这就对专业队伍能力提出了更高的要求，需要健康教育专业队伍率先提高自身的业务素质，建立医教协同协调机制。要加快住院医师规范化培训社会化招收进程，研究制订北京市专科医师规范化培训试点方案，进行"3 + X"试点。深入开展公共卫生医师、医院药师规范化培训，启动康复治疗师规范化培训。持续加强以全科医生为主的基层卫生人员培训，培养高层次社区全科人才。加大儿科、精神科、助产、全科、康复等急缺专业人才的培养力度，尤其需要加强老年专科护士、社区护理、中医护理人才的培养。此外，医疗卫生机构特别是社区卫生服务机构，是面向广大市民群众提供健康教育相关服务的专业人员，也需要更新理念，树立"开展健康教育是医护人员责任"的意识，提高开展健康教育的能力，针对患者、患者家属的健康教育也是改善医患关系的途径之一。

## 十一 有针对性地提出健康城市建设措施

在建设健康城市的过程中不仅要有政府层面的整体规划，还需要有针

对性地实施措施和评价方法。针对健康城市建设中出现的新问题、新情况应有相应的应对措施，对长期妨碍某些指标完成的疑难问题进行针对性研究；对健康城市实施效果无人监管、无人评价的问题，需要确立一个确实有效的统一标准，部门之间对实际执行过程中的评价、总结和反思提出针对性的具体措施和办法，从而一体化推进健康城市建设。要把健康城市建设工作纳入当地各级政府的中长期规划和年度计划，要成为政府的施政内容之一而不是一种工作负担和压力。要把政府的施政目标与建设健康城市的目标统一起来，制定完善的公共政策与建设健康城市相匹配的保障体系，在人力、物力、财力等方面给予支持。

## 十二 提高医疗健康服务供给，优化健康服务资源布局

随着人口结构变化、"全面两孩"的政策实施和人口老龄化的趋势加快，常住老年人口超过全市总人口的15%，首都卫生健康服务的总量和结构将面临重大变化。全市卫生与健康服务资源不足、结构不合理、分布不均匀、供给主体相对单一、基层服务能力薄弱等问题比较突出，医疗服务能力与居民医疗、健康服务需求存在较大差距，深层次体制机制障碍尚需破解；迫切需要从战略层面统筹解决这些关系健康北京建设的重大和长远的问题，全面提高人民的健康水平，推动健康北京建设快速发展。基本医疗服务作为保障公民最基本的生命健康权的一项重要内容，为实现"人人享有基本医疗服务"的目标，与政治、经济、社会等因素有着密切的关系，这些因素归根结底是基本医疗服务供给方面的问题。基本医疗服务供给包括供给的主体、供给的单位、基本医疗服务的立法以及相关制度等方面。

### （一）完善基本医疗服务供给体系

北京市现行的基本医疗服务尚存在资源配置不合理现象。目前，全市精神卫生优质资源主要集中在中心城区和三级医院，郊区和基层精神卫生服务资源数量少、质量不高。社区和乡镇卫生机构精神卫生医务人员专职

化率仅有 10% 左右，其中精神科医师 1105 名，平均 5.13 名/10 万人；精神科护士 2731 名，平均 12.69 名/10 万人，基层的社区卫生服务中心以及乡镇卫生院发展缓慢。因而，政府应该对医疗资源的分配进一步优化，从而完善基本医疗服务供给体系，使社区卫生服务中心及乡镇卫生院等基层医疗卫生机构的发展更迅速，从而促进分级诊疗和双向转诊，真正实现政府所提倡的"小病在社区，大病在医院"。首先，要整合现有医疗资源并对其进行充分利用，以建立社区卫生服务机构。积极引导三级医院建立社区卫生服务中心，引导二级及以下医院向社区卫生服务中心转变，在实现以上转变的基础上，根据需求建立必要的社区卫生服务中心。其次，要优化农村地区医疗资源的供给，建设更为合理的农村基层医疗服务机构体系。根据区域总体的卫生规划，以及农村地区对基本医疗服务的需求，重新规划农村基本医疗服务体系，明确数量和规模，实现资源共享，避免低水平的重复建设，减少浪费。对经济水平落后的边远地区，更应该增强供给力度，在经费、医务人员、医疗设备等方面进行更多的投入与扶持，增强为民众提供基本医疗服务的能力和水平。要发挥村级卫生室的作用，建立比较完善的农村医疗服务体系。由村级卫生室承担一些常见病的医治，作为基层首诊和转诊的基础机构。最后，还应加强对农村基层卫生技术人员的培养，通过培养基层在岗医师、对全科医生进行专业化培养、招聘更高学历的医生等形式，全方面培养农村基层全科医生，达到城乡每万名居民有 2~3 名合格的全科医生的目标。并加强对农村基层全科医生的培训，以提高其服务水平和能力，使其真正成为农村居民健康的"守门人"。要将政策和资金向农村倾斜，加强对农村基层医务人员的激励，为农村基层医疗机构培养人才、留住人才，以满足农村居民对基本医疗服务的需求，进而进一步实现分级诊疗，减轻大医院负担，减少不必要的资源浪费等。此外，增进民生福祉是发展的根本目的，而深化医药卫生体制改革与广大群众切身利益息息相关。要继续加强市民就医分级诊疗制度建设，进一步扩大医联体覆盖范围，总结经验，完善管理和运行机制。要加强对公立医院的绩效考核，促进大医院优质医疗资源下沉。健全行之有效的家庭医生制度，加强现代医院管理制度建设。借助北京地区数字网络得天独厚的优势，运用"互联网＋医疗"方式，探索一站式服务，使百姓就医更便捷。发挥北京卫生健康事业引领示范作用，形成京津冀三地在资源配置、改革举措、政策执行等多个领域的经常性有效互动，进行资源整合，使优势互补。其中，要从医疗卫生资源集聚于城区向京津冀更大空间布局和协同发展转变，有效缓解因求医看病加剧中心城区人口密集、交通拥堵、环境压力等社会问题。

### （二）建立多元主体的供给格局

目前，北京市政府对基本医疗服务的供给承担了最重要的责任，是基本医疗服务供给的主导力量。建议政府在发挥主导作用的同时，积极发挥政府职能，推动、促进基本医疗服务供给主体多元化。通过立法和监管等手段，为基本医疗服务市场创造良好的竞争秩序以确保基本医疗服务供给到位。在推行基本医疗服务供给主体多元化过程中，放宽主体进入基本医疗服务领域的限制条件，鼓励多元主体对基本医疗服务的投资，通过放开市场，引入有效的竞争，促进基本医疗服务的发展。政府适度放开市场准入，引导私人资本、社会资本甚至外资资本等进入基本医疗服务供给市场，形成政府为主、市场为辅，政府与市场共同发展的基本医疗服务供给模式，从而满足人们的基本医疗服务需求。

### （三）加大政府投入力度

近年来，北京市用于基本医疗卫生服务的总费用越来越多，但是增加明显的部分在于个人基本医疗服务费用的支出，政府卫生支出仅占很小的一部分，而且虽然卫生费用在逐年增加，但与发达国家相比较，医疗服务水平仍然较低。因此，必须坚持政府在基本医疗服务供给中的主导责任，加大对基本医疗服务的投入力度，并且优化新投入部分的配置，将重点放在发展较为薄弱的农村和社区基本医疗。通过增加政府卫生支出，增加有效供给的方法，促进基本医疗服务的发展与进步。现有的基本医疗服务仍然存在较大的城乡差距，并且基层医疗服务机构的发展也存在资金不足的问题。这就要求政府在加大投入的同时，对投入的分配进行优化，将更多的投入向农村和基层医疗卫生机构倾斜。随着经济的快速发展，北京市在经济方面已实现"人人享有基本医疗卫生服务"，现在要做的是优化资源配置，促进农村基本医疗服务的发展以保障农村居民能够得到较好的基本医疗服务。

### （四）加强对医疗卫生的监管

首先，要达到管理的效果，就必须有一个独立的、公正的、不受其他机构和利益所影响的第三方监管机构，在法律上明确该机构的职责权限与义务。将原来由发改委、财政部门、审计部门、民政部门、人事部门、劳动和社会保障部门等管理的与基本医疗服务相关的部分提取出来，交由独立的监管机构负责。如此即可减少内耗，提高监管效率。其次，政府需发挥其对基本医疗服务监管的职能，为基本医疗服务的发展提供政策法律和制度支撑。再次，政府需在监管手段和技术上进行创新，利用大数据，建立一个可以进行实时监控的信息平台，并将该平台向全体公民开放，便于公众获取就医信息和进行投诉。最后，政府需加强基本医疗服务的透明度，通过信息披露和发布，以及通过对不达标准的机构和行为进行处罚等，确保患者知情权的实现。政府需要通过对基本医疗服务监管体系的完善，确保基本医疗服务机构职责的履行，从而实现对基本医疗服务供给主体行为方面的优化。

### （五）健全医疗保险制度

健全基本医疗保险制度，从供给的制度方面对基本医疗服务进行优化，实现基本医疗保险"广覆盖、保基本、多层次、可持续"的目标。在基本医疗保障方面，扩大基本医疗保险的覆盖面，实现全覆盖；在城乡医疗救助方面，要加快建立城乡统筹的基本医疗救助保障制度，将医疗保险制度与基层医疗卫生服务更加紧密地结合起来，以促进基层医疗卫生资源合理利用，减少资源浪费。通过完善基本医疗保险制度，从制度供给上进行改革，完善本市基本医疗服务的供给。

### （六）完善基本医疗服务相关立法

首先，只有加强对基本医疗服务的立法，确保基本医疗服务的供给，才能保证公民公平地享有基本医疗服务，确保公民健康权的实现，减少甚至杜绝因病致贫、因病返贫现象。其次，保障基本医疗服务的相关立法也是缓解医患矛盾的重要途径之一。通过完善相关法律制度，确保公民能享受到公平的基本医疗服务，减轻其经济压力，有利于减少医疗机构与患者之间的矛盾，以便医生更好地为患者服务。因此，必须尽快完善基本医疗服务相关法律法规，保障基本医疗服务的实施。

## 十三　将健康融入所有政策，为健康北京建设提供有力保障

习近平总书记在全国卫生与健康大会上强调，"树立大卫生、大健康的观念，把以治病为中心转变为以人民健康为中心"①。这就要求我们主动适应健康北京的新形势、新情况，关注人们生命的全周期和健康的全过程。为全面贯彻全国卫生与健康大会精神，落实《中共北京市委北京市人民政府关于促进卫生与健康事业改革发展的意见》《北京市"十三五"时期卫生计生事业发展规划》《北京市医疗卫生服务体系规划（2016—2020年）》，北京市从推进全民健康促进行动、优化全周期健康服务、健全全民健康保障体系、建设和谐宜居的健康环境、发展多元化健康产业、推动京津冀健康协同发展六个方面，发布全市16个区县卫生发展综合绩效评价结果，调动区政府的积极性，促进各区卫生事业均衡发展。

北京市在《健康北京"十三五"发展建设规划》的基础上，加快健康北京建设步伐，首先应坚持"四个中心"城市战略定位和建设国际一流的和谐宜居之都的目标，坚持新形势下"以基层为重点，以改革创新为动力，

---

① 《习近平关于社会主义社会建设论述摘编》，中央文献出版社，2017，第108～109页。

预防为主，中西医并重，将健康融入所有政策，人民共建共享"① 的卫生与健康工作方针，全方位、全周期维护和保障人民健康，提高人民健康水平，促进健康城市建设与人民健康协调发展，为北京建设国际一流的和谐宜居之都提供有力保障。

北京市需建立"将健康融入所有政策"工作机制，明确"将健康融入所有政策"实施范围等，要重点聚焦将健康融入所有政策的组织领导协调机制、法律法规保障、健康影响评估评价制度、公众参与机制等关键问题。

## （一）管理体制和工作机制

健康涉及多个部门，部门间职责交叉、政出多门的问题较为突出，各部门出台的政策很难协调一致、形成合力，不利于统筹各类资源配置，不利于提高工作效率，也不利于问责制的落实。目前，北京市落实健康的部门统筹协调机制刚刚起步、尚不完善，建议采取"党委领导、政府负责、多部门协作"的工作模式。一是要完善把健康融入所有政策的领导协调机制。统筹现有与健康相关的协调机制，充分发挥首都医药卫生协调委员会、各级爱国卫生运动委员会的作用，成立北京市实施"将健康融入所有政策"领导小组或专项委员会，由市委市政府主要领导任领导小组组长或委员会主任，各区主要领导和相关部门负责人为成员，建立定期会议制度，负责统筹、指导、推动跨部门把健康融入所有政策的行动。办公室设在市卫生健康委（爱国卫生运动委员会），承担领导小组或专项委员会日常工作，负责牵头推进、统筹协调卫生与健康事业发展。二是要建立健康工作网络，实行定期联席会议制度。建议各区和各部门要明确专人负责推进将健康融入所有政策工作，确立专人作为联络员，负责与专项委员会办公室对接；完善街道（乡镇）、社区（村）公共卫生工作机制和基层协管员制度，充分发挥卫生计生专干作用，管理和协调卫生与健康事务。同时，要发挥好相关协调机制作用，强化与京津冀及周边地区在实施把健康融入所有政策方

---

① 《习近平谈治国理政》第2卷，外文出版社，2017，第371页。

面的协调联动，加强在大气污染、道路交通、疾病防控、卫生监督等方面的协作，确保实施成效。三是成立健康专家委员会或健康影响评估专业机构，负责为健康影响评估工作提供技术支持。具体可依托北京健康管理协会、北京市健康促进会等北京市现有社会组织，广泛协调与健康相关的政府、社会、高校等力量成立健康专家委员会；依托北京市疾病预防控制中心，结合北京市环境影响评价评估中心等相关技术力量，开发健康影响评估工具并推广应用，积极推动建立健康影响评估专业机构。

### （二）建立和完善法制法规

国际经验表明，法律保障是落实"将健康融入所有政策"的重要手段。2017 年 12 月 26 日，十二届全国人大常委会第三十一次会议分组审议了《中华人民共和国基本医疗卫生与健康促进法（草案）》，作为我国卫生与健康领域的第一部基础性、综合性的法律，"将健康融入所有政策"被写入新时期卫生与健康工作方针，还在"第一章 总则"第六条提出"各级人民政府应当将健康理念融入各项政策制定过程，组织实施促进健康的规划和行动，建立健康影响评估制度，将本地区的公民主要健康指标的改善情况纳入政府目标责任考核"。建议北京市建立健全卫生与健康法律体系，尽快出台卫生与健康地方条例，明确"将健康融入所有政策"的法律地位和作用范围，并在条例中以专章形式提出健康影响评估的评价对象、评价主体、评价内容、评价程序等关键内容，做到有章可循、有法可依、依法管理。加强卫生执法监督体系建设，形成权责明确、责任落实、行为规范、监督有效、保障有力的卫生执法体制。同时，完善健康相关法规体系，加强中医药、环保、交通、体育等重点领域的立法工作。

### （三）实施范围和触发机制

根据国内外经验，北京市提出了"将健康融入所有政策"的范围及相应触发机制，但实际执行的范围界定还需由各相关部门商定。一是各级党委、政府在城市规划建设、生态环境保护、食品安全、安全生产等涉及民生的重大公共政策、规划论证评估时，凡涉及公众健康重大问题的，都要主持召开健康影响评估会，主动听取卫生与健康相关部门和利益相关方的意见和建议，重点审查制定出台的公共政策、规划是否存在危害公众健康的制度缺失、设计失误等，力争把影响公众健康的因素降到最低。各级党委、政府要梳理和修订现有的与健康相关的公共政策、规划，促使政策更有利于人群健康。对涉及面广、与人民群众利益密切相关的决策事项要向社会公布，实行听证制度。在各项政策、规划效果评价中，要增加健康评价内容。二是市政府法制办在对行政规范性文件和重大行政决策进行合法性审查时，要会同卫生健康部门，对涉及公众健康的内容进行审核；在对规章、规范性文件进行备案审查时，要将影响公众健康的有关内容纳入重点审查范围，对危害公众健康的内容，要坚决予以纠正。三是在所有重大项目实施前，均据需要提供健康影响评估材料。四是当集体或个人认为规划、政策、项目等可能会对健康产生影响时，可依照程序申请启动健康影响评估，并由专家委员会评估是否需要开展。五是依托专家委员会、领导小组或专项委员会办公室的组织力量，深入调研北京市主要健康问题和影响因素及其发展趋势，遴选当前及今后一段时间需实施"将健康融入所有政策"的优先领域和干预事项，提出应对措施和可能涉及的部门清单，提交领导小组或专项委员会审议。根据领导小组或专项委员会审议，确定把健康融入所有政策的干预事项，开展跨部门健康行动。

## （四）健康实施工具和方法

基于国内外实施将健康融入所有政策的工具和方法经验，以及北京市领导协调机制以及健康相关领域评价评估工具的基础，北京市将健康融入所有政策的实施路径如下：①成立健康审查跨部门协调委员会，统筹开展健康审查工作。成立健康影响评估专家委员会，为健康审查工作提供技术支持。各部门在履行工作职责时，要将健康作为各项决策考虑的因素之一，增加健康审查环节，在政策、规划和法规条例的制定、修订、发布等各个环节，以及重大项目立项、实施前，征求并采纳健康专家委员会和相关部门的意见和建议。②在首医委（爱卫办）领导下，对可能对人群健康产生影响的法律法规、规划、政策和重大项目开展健康影响评估，成立健康影响评估专家咨询委员会，为健康影响评估工作提供技术支持。③由北京市环境影响评价评估中心承担健康影响评估技术审核工作，完善健全环境与健康风险评估制度，加强环境对人体健康影响的研究，建立环境监测与健康风险评估有效衔接机制，逐步完善环境健康风险评估体系。

## （五）明确健康政策优先领域

由于健康的社会影响因素众多，在将健康因素融入其他部门的政策时，必须首先聚焦影响人民群众的主要健康问题，通过分析各优先事项与政府优先事项的一致性、政策实现的可行性、部门间合作的可能性等方面，结合北京市各部门、社会组织及利益相关者调研及座谈会等意见，明确北京市实施将健康融入所有政策的优先领域。具体原则包括：一是依据危害健康的严重性。建议优先选择造成北京市人口主要疾病负担的重大健康问题，或影响人均预期寿命最为明显的疾病。二是依据影响健康的广泛性。优先聚焦政府已做出承诺或是关系经济发展和社会稳定、受国内外广泛关注和重视的健康问题或疾病。三是有较为明确的干预措施。建议选择病因清楚或危险因素比较明确，具有行之有效、成本低效果好的干预和防控措施的健康问题或疾病。四是具有一定前瞻性。即对未来一段时间有重大影响的卫生问题和相关因素，且对更远的未来有较大影响，干预措施和政策选择要具有先进性和科学性。五是有较好的工作基础。优先领域应该选择当前已有较好的领导协调和工作基础的卫生健康问题。

## （六）监督评价及考核问责机制

建议通过将保障人民健康纳入各级党委和政府的重要考核指标，以及在编制中长期发展规划时将主要健康指标列入其中并增加权重等方式，加强和提高各级领导对卫生与健康工作的重视和关注，从政策制定、经费预算、干部安排等方面系统考虑卫生与健康工作。

## （七）鼓励公众参与机制

建议推进公众参与北京市健康政策制定机制，建立健全重大决策听证、质询、公示、论证制度，落实责任追究制度。鼓励和支持公众参与健康影响评估工作，聘请社会监督员，协助监督将健康融入所有政策实施工作。注重发挥群团组织以及其他社会组织的作用，积极发挥民主党派、工商联和无党派人士的作用，最大限度凝聚社会共识和力量，形成齐抓共管的工作局面。

# 健康北京大事记（2006～2020年）

（1）2006年2月23日，北京市制定了《健康奥运病媒生物控制行动计划》，之后在全市范围内开展为期三年的病媒生物控制行动计划。利用科学的方法，在不破坏环境的基础上，对鼠、蚊、蟑螂等病媒生物进行防治，力争将本市公共场所的病媒生物密度降至最低。对重点行业和场所主要病媒生物危害进行摸底调查，开展奥运场馆、奥运村及周边环境病媒生物种类与密度状况调查与监测。

（2）2006年5月，以王彦峰为理事长的中国医药卫生事业发展基金会向北京市委市政府提出，筹备奥运会应和健康城市建设相结合，二者是互相促进的。倡议在全市开展"健康奥运，健康北京"全民参加的健康活动，得到市委市政府的大力支持，这项活动被列为筹备奥运会的重要项目。

（3）2007年4月，全市召开了开展"健康奥运，健康北京——全民健康促进活动"动员大会，北京市由此正式在全市范围开展健康城市建设。全民健康行动社会反响之大、影响程度之深，是北京市健康促进史上前所未有的，不仅为北京奥运会的成功举办构建了健康安全的社会环境，奥运会给北京和中华民族留下了一份宝贵的健康遗产，形成了健康促进的"北京模式"。

（4）2007年4月21日上午，由中国医药卫生事业发展基金会、中国疾病预防控制中心、北京市卫生局、首都精神文明建设委员会办公室、北京日报报业集团共同主办的"健康奥运，健康北京"大型游园活动在北京龙潭公园隆重举行。北京市副市长丁向阳，中国医药卫生事业发展基金会理事长王彦峰、常务副理事长桑希杰，中国疾病预防控制中心主任王宇，北京市卫生局局长金大鹏等领导出席游园开幕式。活动中宣读了"北京人健康走向2008"的健康宣言书。近千名市民在园中大道上阔步前进，共同叫响一个口号："一日万步行，健康你一生。"21～22日，来自京城30余家大医院的200多名专家、医生为游园市民提供多项医疗咨询服务，进行面对面的健康指导。

（5）2007年4月25日上午，由中国医药卫生事业发展基金会、中国疾病预防控制中心、北京市卫生局、北京市商务局、北京市旅游局、北京市爱卫会联合举办的首都餐饮业控烟活动启动仪式在北京市和平门全聚德烤鸭店隆重举行。北京市人民政府副秘书长王云峰、中国医药卫生事业发展基金会常务副理事长桑希杰等领导出席会议并讲话。首都卫生、疾控、健康教育系统的代表，首都百家餐馆的代表，全聚德烤鸭店职工代表及首都新闻媒体共200多人参加了启动仪式。北京市卫生局局长金大鹏宣读了市卫生局、市商业局、市旅游局、市爱卫会《关于在北京市餐饮业开展控烟工作的通知》。

（6）2007年4月27日上午，"健康奥运，健康北京"座谈会召开。卫生部部长高强，北京市委副书记、市长王岐山出席座谈会并讲话。中国医药卫生事业发展基金会、中国疾病预防控制中心、北京市卫生局三家单位共同提出，2007年4月至2008年底，开展以"健康奥运，健康北京"为主题的迎奥运全民健康活动。北京市领导蔡赴朝、田麦久、丁向阳，市政府秘书长黎晓宏出席座谈会。座谈会后，高强、王岐山、王彦峰等还来到菖蒲河公园小广场向市民们发放了限量盐勺和健康教育宣传材料。

（7）2007年5月31日上午，在第二十个世界无烟日到来之际，北京市卫生局、北京市爱卫会、中国医药卫生事业发展基金会、中国控制吸烟协会、中国医师协会、中国医院协会、中华医学会、中华预防医学会在京丰宾馆联合召开了"北京全面推进无烟医院启动大会"。大会由北京市卫生局副局长赵春惠主持，北京市爱卫会常务副主任孙贤理介绍了北京市公共场所控烟工作情况，北京市卫生局局长金大鹏、中国医药卫生事业发展基金会常务副理事长桑希杰分别讲话。与会领导向医务人员代表赠送了控烟必读书籍——《控烟是医务人员的神圣使命》。首都卫生界 2000 多人出席了大会。

（8）2007 年 6 月 1 日起，北京市卫生局建起每日卫生防病信息会商制度，对与本市有关的疫情和健康危险因素进行评估，通过新闻媒体及时向市民发布健康预警信息和防范措施。《北京日报》、《北京晚报》、北京电视台、北京人民广播电台、《北京青年报》、《北京晨报》、千龙网、搜狐网、新浪网等各大媒体纷纷开设"健康奥运，健康北京"专栏、讲堂，向市民普及健康知识和技能。

（9）2007 年，全国爱卫会在上海、杭州、大连、苏州、张家港、克拉玛依、北京市东城区和西城区、上海市闵行区七宝镇和金山区张堰镇等十个地区开展了建设健康城镇的试点工作。

（10）2007 年 7 月 2 日下午，为推动"健康奥运，健康北京"迎奥运全民健康活动的深入开展并了解该项活动在基层的具体进展情况，中国医药卫生事业发展基金会理事长王彦峰在北京市卫生局副局长于鲁明，西城区委常委、宣传部部长傅华，西城区副区长陈蓓，西城区卫生局局长边宝生的陪同下，对北京市西城区社区健康教育试点工作进行调研。

（11）2007 年 7 月 25 日，中国医药卫生事业发展基金会理事长王彦峰在北京市卫生局局长金大鹏，东城区区长杨艺文、副区长章冬梅，东城区卫生局党委书记王浩波、局长王炜、副局长禹震等人的陪同下，对东城区开展"健康奥运，健康北京"活动进展和社区卫生服务情况进行调研和考察。

（12）2007 年 9 月，北京市人民政府办公厅转发市卫生局《关于在全市开展"健康奥运，健康北京——全民健康活动"文件的通知》，启动了"健康奥运，健康北京——全民健康活动"，开启了在特大城市进行健康城市建设的先河。

（13）2007 年 9 月 23 日，市卫生局、市运输管理局、市交通执法总队和市爱卫会联合举行全市出租车行业控烟活动启动大会。于凯、何素利等

50 多名北京"的士之星"会聚中央电视塔下，宣传出租车禁烟。现场发放了禁烟标识，这些标识被统一张贴在全市所有出租车的副驾驶前方位置。全市 6.6 万辆出租车陆续在副驾驶前面位置张贴禁烟标识，出租车司机在车内吸烟将被处以 100~200 元罚款。

（14）2007 年 9 月 26 日，北京市卫生系统党员干部结合工作实践认真学习党的十七大精神。市卫生局党组书记、局长金大鹏要求卫生系统广大职工要把思想和行动迅速统一到党的十七大精神上来，全力落实建设覆盖城乡居民的基本卫生保障制度；万无一失地完成奥运筹办决战之年的所有医疗卫生保障任务；千方百计方便群众就医；开展以"健康奥运，健康北京"为主题的全民健康教育、健康促进行动；努力打造一支品德高尚、专业素质过硬的医疗卫生队伍。

（15）2007 年 10 月 31 日和 11 月 1 日，"2007'健康奥运，健康北京'金秋北京行"活动在北京民族文化宫拉开帷幕。本活动由中国医药卫生事业发展基金会、中国疾病预防控制中心、市卫生局、北京日报报业集团荣誉主办，北京医学会糖尿病专业委员会、北京糖尿病防治办公室、北京糖尿病防治协会共同主办。其间，中国医药卫生事业发展基金会、中国疾病预防控制中心、市卫生局领导向全市人民倡议《奥运东道主健康北京人健步走向 2008》。

（16）2007 年 11 月 1 日，北京市召开"健康奥运，健康北京——全民健康活动"工作部署会。中国医药卫生事业发展基金会理事长王彦峰，市委常委、宣传部部长蔡赴朝，副市长丁向阳出席会议并讲话，对下一步继续开展全民健康活动进行再次部署，确保 19 个项目全面贯彻落实。

（17）2007 年 11 月 5~6 日，由中国医药卫生事业发展基金会、"全国相约健康社区行"活动组委会和中国健康教育协会共同主办的"全国相约健康社区行专家座谈会暨第三届大众传媒与健康教育研讨会"在北京金台饭店举行。会议由卫生部办公厅主任尹力和中国健康教育协会常务副会长兼秘书长刘克玲主持。王陇德、洪昭光、杨秉辉、梁万年、王克安、张斌、王彦峰等领导和专家相继发言，就健康教育的重要意义、组织方法等发表了看法。与会专家还对全国相约健康社区行工作进行了探讨。会议结束时，中国健康教育协会会长殷大奎做了会议总结，大会通过了《弘扬科学精神，恪守职业道德，服务民生建设，引领健康传播》的倡议书。

（18）2008年2月，北京市政府向市民发放了500万份《首都市民预防传染病手册》《首都市民健康膳食指导》。6000余名北京邮政投递员投递含有《首都市民预防传染病手册》《首都市民健康膳食指导》、体重指数速查卡的健康礼包。

（19）2008年2月26日，围绕"健康奥运，健康北京——全民健康活动"的主题，为预防和控制鼠传疾病的发生，给奥运会创造一个良好的卫生环境，北京市在全市18个区县范围内开展了一次春季统一灭鼠活动。这次灭鼠的重点区域是奥运场馆、训练场馆及非竞赛场馆周边两公里的区域范围，还有所有为奥运服务的定点医院、定点宾馆饭店等服务场所。

（20）2008年3月10日，世界卫生组织、卫生部、北京市食品安全委员会和北京奥组委在北京举行"迎奥运《健康三要素》"推介发布会，联合发放《健康三要素》系列知识宣传手册和海报，部分食品安全专家和资深科普专家专门为公众编写了通俗易懂的中文口诀版。"食品安全、健康饮食和适当身体活动"三个方面的基本要素将对保障公众健康和生命安全起到积极作用。北京市副市长赵凤桐出席活动。

（21）2008年3月24日，"根除随地吐痰陋习"宣传口号有奖征集活动启动。截至3月28日，"健康奥运，健康北京——全民健康活动"办公室已征集到近2000条口号，包括"吐痰讲文明，北京更闻名""地上少吐一口痰，人人健康无传染"……"健康奥运，健康北京——全民健康活动"由中国医药卫生事业发展基金会、中国疾病预防控制中心和北京市卫生局共同发起，此次口号征集活动是调动全民参与培养健康生活方式的新举措。

（22）2008年3月27日，东城区和平里街道与中国老龄事业发展基金会合作，试点为50名空巢老人配备定位呼叫器，防止其走失或出现意外情况。

（23）2008年4月，中华医学会健康大讲堂启动，一批国内顶级的医学科普专家，将向公众面对面地传授健康生活知识。在首场讲座上，中国健康教育首席专家、中华预防医学会会长王陇德向数百名普通市民讲授了"生活方式革命"。

（24）2008年4月12日上午，由中国医药卫生事业发展基金会、首都文明办、北京日报报业集团、北京市卫生局共同主办的"健康奥运，健康北京"大型文化与健康游园会在北京地坛公园隆重举行。北京市委常委、宣传部部长、副市长蔡赴朝，中国医药卫生事业发展基金会理事长王彦峰、常务副理事长桑希杰等领导出席。开幕式由北京日报报业集团总编辑严力强主持，王彦峰理事长致辞并发令"大步走"，中国健康教育首席专家、北京协和医院向红丁教授发表健康宣言。开幕仪式结束后，以赵之心为总指挥的北京市有氧运动公益俱乐部、国家体育总局体科所等组成的五个方阵，进行了有氧运动"大步走"示范表演。游园会上还设有义诊咨询、体能测试、健康讲堂、文化长廊、健康互动游戏等项目。

（25）2008年4月18～20日，"2008首届国际健康生活方式博览会"在上海国际展览中心举行。卫生部部长陈竺、中国科协副主席陈赛娟、上海市副市长沈晓明、中国医药卫生事业发展基金会理事长王彦峰等出席开幕式，参加"健康中国2020战略与全民健康生活方式行动"研讨会，并对人民群众的健康问题从不同角度进行了深入探讨，提出了一系列改革措施与方案。

（26）2008年5月12日，中国公民健康素养促进行动启动仪式暨《健康66条——中国公民健康素养读本》首发式在人民大会堂隆重举行。全国政协副主席张梅颖、卫生部副部长刘谦、中国医药卫生事业发展基金会理事长王彦峰出席会议。各省、自治区、直辖市、新疆生产建设兵团及计划单列市代表，相关部门负责同志，国际组织代表、有关专家、新闻媒体等300余人参加了会议。王彦峰理事长在启动仪式上讲话。为支持《健康66条——中国公民健康素养读本》的出版发行，中国医药卫生事业发展基金会捐赠100万元人民币，并和出版社一起向各地捐赠25000册图书。

（27）2008年5月25日，由中国医药卫生事业发展基金会、北京市卫生局、北京市中医药管理局等单位共同主办的以"健康奥运、健康北京、弘扬国医、服务民生"为主题的"首届北京中医药文化宣传周"活动在北京朝阳公园隆重举行。中国医药卫生事业发展基金会理事长王彦峰、国家中医药管理局副局长吴刚等领导出席会议。

（28）2008年7月23日，由中国医药卫生事业发展基金会发起并给予支持，中国疾病预防控制中心、北京市卫生局组织编写的《奥运健康手册》在北京朝阳公园举行赠书仪式。卫生部部长陈竺，中国医药卫生事业发展基金会理事长王彦峰，北京市委常委、宣传部部长、副市长蔡赴朝，北京市副市长丁向阳，中国疾病预防控制中心主任王宇等领导参加赠书仪式。陈竺、丁向阳、王彦峰等领导先后讲话。

（29）2008年10月8日，中国医药卫生事业发展基金会王彦峰理事长与广州市委书记朱小丹座谈。朱小丹书记请基金会协助广州市开展为举办2010年亚运会而即将开始的全民健康活动。北京市副市长丁向阳出席座谈会并介绍了北京市开展"健康奥运，健康北京——全民健康活动"的基本思路，以及"大卫生、大北京、大区域、大部门"的观念。

（30）2008年12月5日，北京市委市政府隆重召开了"健康奥运，健康北京——全民健康活动"总结表彰大会。中国医药卫生事业发展基金会理事长王彦峰，北京市委常委、宣传部部长、副市长蔡赴朝，副市长丁向阳出席大会。会上，北京市政府、北京奥组委向王彦峰理事长颁发了特殊功勋奖章。同时，对活动过程中表现突出的126个优秀集体和300余名优秀个人给予表彰。

（31）2009年3月27日上午，"健康奥运，健康北京——全民健康活动"北京—唐山两市座谈会在北京江苏大厦举行。中国医药卫生事业发展基金会理事长王彦峰、常务副理事长桑希杰以及北京市有关部门的负责人与由唐山市委常委、宣传部部长郭彦洪，唐山市副市长高瑞华等领导组成的来京考察团就学习北京市"健康奥运，健康北京——全民健康活动"的经验，推动"健康唐山、幸福人民"行动顺利开展进行了座谈。

（32）2009年4月8日，中国医药卫生事业发展基金会和北京市卫生局同到访的南宁市人民政府领导在北京华侨大厦就建设健康南宁城市举行了座谈会，会议由王彦峰理事长主持。

（33）2009年4月18日上午，由中国医药卫生事业发展基金会、首都精神文明委员会办公室、北京日报报业集团、北京市卫生局共同主办的"健康北京，健康生活——北京健康促进大型公益活动"在北京奥林匹克森林公园隆重举行。出席开幕式的有中国医药卫生事业发展基金会常务副理事长桑希杰、北京市卫生局局长方来英、北京日报报业集团总编辑严力强、国家卫生部健康教育中心负责人陶茂萱等。

（34）2009年6月5日，北京市教委、市卫生局组织召开《家庭护眼保健操》新闻通报会。通报指出，本市中小学生视力不良率为56.8%，居全国之首。《家庭护眼保健操》在全市推广，是落实"健康北京人——全民健康促进行动规划"保护视力行动之一。

（35）2009年6月12日，由中国医药卫生事业发展基金会和北京市卫生局、北京市社区卫生服务管理中心联合主办的为北京市居民开展"测血糖、知健康"活动，启动了对北京社区医生的全科培训，美国雅培公司中国糖尿病事业部赞助了这一公益项目。中国医药卫生事业发展基金会常务副理事长桑希杰、中国非处方药物协会常务副会长白慧良、北京市社区卫生服务管理中心主任许峻峰等领导及北京市部分社区医生150余人出席了培训启动仪式。中国医药卫生事业发展基金会向北京市社区捐赠了5000台雅培血糖检测仪和50万条试纸，用于对北京市糖尿病高危人群的筛查。

（36）2009年6月29日下午，由中国医药卫生事业发展基金会、北京市中医管理局共同主办的北京市中医防控甲型H1N1流感专家座谈会在北京港澳中心举行。会议由北京市中医管理局局长赵静主持，中国医药卫生事业发展基金会理事长王彦峰、副秘书长张青阳，北京医学会会长金大鹏等领导及多位知名中医专家出席座谈会。

（37）2009年8月5日，北京市举行"健康北京人——全民健康促进行动规划"启动仪式。全国人大常委会副委员长桑国卫、北京市市长郭金龙、副市长丁向阳，市人大、市政协相关领导、中国医药卫生事业发展基金会理事长王彦峰，市委宣传部领导、各委办局领导、各区（县）长等参加启动仪式。

（38）2009年《中共中央国务院关于深化医药卫生体制改革的意见》提出，"以建立居民健康档案为重点，构建乡村和社区卫生信息网络平台"。遵照国务院的部署，在国家卫生部的大力支持下，中国医药卫生事业发展基金会受卫生部统计信息中心及有关部门委托，先后投入3300多万元，在河南省新安县、河北省鹿泉市和宽城县、北京市昌平区、上海市闸北区、广州市番禺区、天津市河东区等地建立健康档案试点。

（39）2009年9～11月，"健康北京人"主题歌词征集大赛活动历时两个多月，共收到有效参赛作品400余首。经过初评、复评和终评，最终产生了一、二、三等奖，10首获奖歌词已请中国唱片公司专业人员谱曲、演唱并制成光盘。

（40）2009年9月17日，"健康北京人——全民健康促进十年行动规划"顾问委员会第一次会议在华声国际大厦基金会会议室召开，会议由顾委会主任王彦峰主持，北京市副市长丁向阳、市政府副秘书长鲁勇应邀出席，顾委会全体成员参加。会议讨论了顾委会职责、新中国成立60周年大庆活动期间防"甲流"工作及新闻宣传等事宜。

（41）2009年，北京市启动了《健康北京人——全民健康促进十年行动规划（2009—2018年）》，要求用10年的时间开展"九大健康行动"，完成11项人群健康指标，用健康促进的策略应对慢性病的挑战，以全面提高市民健康水平。中国医药卫生事业发展基金会理事长王彦峰被聘为总顾问。

（42）2010年3月9日，北京市健促委、市卫生局召开"《北京人健康指引（征求意见稿）》新闻通气会"，会议由赵春惠副局长主持，各新闻媒体30余人参加。在北京卫生信息网上公开征求社会各界对《北京人健康指引（征求意见稿）》的意见和建议。市健促办将在收集各界意见和建议的基础上，形成最终版本，再向全体市民公布。

（43）2010年5月14日，北京市政府召开首届北京健康促进大会。北京市委副书记、市长郭金龙，卫生部副部长刘谦，中国医药卫生事业发展基金会理事长王彦峰出席大会并讲话。会上，郭金龙与刘谦分别为北京人艺演员濮存昕和北京电视台主持人徐春妮颁发"首都健康大使"聘书。北京市领导吴世雄、丁向阳、赵文芝，市政府秘书长孙康林，世界卫生组织驻华代表处副代表司徒农博士出席大会。

（44）2010年6月13日上午，"健康北京人——全民健康促进十年行动规划"顾问委员会在首都大酒店召开工作会议。总顾问王彦峰主持会议，北京市副市长丁向阳、市政府副秘书长马林、市委宣传部常务副部长陈启刚、市卫生局副局长赵春惠，卫生部疾控局副局长孔灵芝，中国疾控中心主任王宇，国家发改委中国公众营养与发展中心主任于小冬，北京医学会会长、市卫生局原局长金大鹏应邀出席会议；卫生部有关领导以及北京市相关职能部门有关专家等也应邀出席会议。

（45）2010年7～9月，根据王彦峰总顾问的提议及丁向阳副市长的指示，市健促办组织顾问委员会委员分别赴门头沟、怀柔、通州及海淀开展调研。调研内容包括医疗卫生事业改革、新农合、健康教育与健康促进工作、农村爱国卫生运动（包括国家卫生镇、卫生村的建设，改水改厕，除四害，环境整治等）、社区卫生服务、慢性病管理、农民健康状况等。

（46）2010年9月17～19日，由中国健康教育中心、中国医药卫生事业发展基金会、中国保健协会和唐山市人民政府共同举办的"第三届中国健康教育与健康促进大会暨城市化与健康（唐山）论坛"在河北省唐山市召开。

（47）2010年10月27日上午9点，中共中央政治局委员、北京市委书记刘淇到小汤山疗养院看望中国医药卫生事业发展基金会理事长王彦峰，双方就北京健康城市建设进行了座谈。王彦峰理事长、北京市教育协会会长金大鹏、首都社会经济发展研究所所长王鸿春向北京市委书记刘淇递交了"继承奥运健康遗产，努力把北京建设成为健康之都"的书面建议，刘淇做出批示。10月30日，北京市市长郭金龙做出批示。11月2日，北京市常务副市长吉林做出批示。11月3日，北京市副市长丁向阳做出批示。课题相关成果在《北京日报·理论周刊》《北京晚报·健康北京》等多家媒体发表。

（48）2010年11月22日，首都社会经济发展研究所所长王鸿春的《继承"奥运健康遗产"，建设"健康之都"的思考》和北京市健康教育协会会长金大鹏的《健康城市，快速城市化的一个战略选择——从马克思论健康谈起》在《北京日报·理论周刊》刊登。

（49）2010年11月26日，中国医药卫生事业发展基金会理事长王彦峰主持召开"科学发展与建设健康城市座谈会"筹备会。

（50）2010年11月29日，首都社会经济发展研究所起草《推进健康城市建设的北京倡议书》，提交中国医药卫生事业发展基金会理事长王彦峰审定。

（51）2010年12月27日，北京市卫生局副局长雷海潮、北京市爱国卫生运动委员会办公室主任刘泽军、首都社会经济发展研究所所长王鸿春等10余名领导、专家论证《北京市建设健康城市"十二五"规划》。

（52）2011年1月27日下午，由中国医药卫生事业发展基金会、北京市健康促进工作委员会、中共北京市委宣传部、北京市卫生局主办的"健康歌曲大家唱"健康北京人主题歌曲歌咏大赛颁奖典礼在北京国安剧院隆重举行。中国医药卫生事业发展基金会理事长王彦峰、市政协副主席赵文芝、中华预防医学会会长王陇德、市卫生局局长方来英等领导出席了颁奖典礼，并为歌咏大赛获奖单位代表颁发了奖杯。北京市健康促进工作委员会各成员单位、十六区县政府主管部门领导，歌词作者和演唱者代表、歌咏大赛评委代表、送学教唱志愿者代表、大赛参赛团队代表参加了颁奖典礼。

（53）2011年2月17日上午，中国医药卫生事业发展基金会理事长王彦峰在小汤山主持召开"健康城市北京'十二五'规划"座谈会。

（54）2011年3月18日，北京市副市长丁向阳在北京国际饭店主持召开"健康北京'十二五'规划"座谈会。

（55）2011年3月21日，中国医药卫生事业发展基金会、北京市卫生局、首都社会经济发展研究所等单位有关同志共同听取全国开展健康城市建设情况的汇报，并就与全国爱卫办合作事宜进行磋商。

（56）2011年4月25日，"健康城市促进大会筹备工作会"在国际饭店召开。北京市副市长丁向阳、中国医药卫生事业发展基金会理事长王彦峰、北京市政府副秘书长马林、北京市卫生局局长方来英、北京市卫生局副局长赵春惠、首都社会经济发展研究所所长王鸿春等参会并就论坛的举办事宜进行磋商。

（57）2011年4月28日，由首都社会经济发展研究所牵头、16个委办局参与的"北京健康城市建设研究"课题座谈会召开。

（58）2011年5月18日，中共中央政治局委员、北京市委书记刘淇就《"城市病"治理新趋势调查》做出批示。5月19日，北京市市长郭金龙做出批示。

（59）2011年，中国医药卫生事业发展基金会王彦峰理事长到平谷区调研，听取了平谷区关于健康城市建设情况的报告，实地考察了区模拟医院。

（60）2011年6月30日，北京市健康促进工作委员会、北京市卫生局正式发布了《北京人健康指引》（手册内容分为拥有健康的行为与生活方式、保持心理健康与良好的社会适应、实现基本的生理健康目标三部分）。同年7~12月，北京市启动了第二届北京健康之星评选（大赛）活动。

（61）2011年7月5日，北京市健康促进工作委员会办公室下发了《关于印发2011年北京市健康促进工作要点的通知》和《关于印发2011年北京市健康促进工作考核标准的通知》。

（62）2011年8月16日下午，由中国医药卫生事业发展基金会、首都社会经济发展研究所发起的北京健康城市建设促进会第一次会员暨成立大会在北京会议中心举行。来自北京市党政机关、事业单位、企业和社会组织的近100人参加了会议。大会选举成立了北京健康城市建设促进会的第一届理事会和监事会。中国医药卫生事业发展基金会理事长王彦峰、北京市政府副市长丁向阳当选为第一届理事会名誉理事长，首都社会经济发展研究所所长王鸿春当选为第一届理事会理事长，大会还聘请了10位领导和专家担任该促进会顾问。

（63）2011年8月22日，北京市卫生局发布《健康北京"十二五"发展建设规划》，从健康水平、健康服务、健康环境3个方面选取了35项主要指标，为北京人绘出了未来五年的健康蓝图。

（64）2011年9月22日，由中国医药卫生事业发展基金会、北京健康城市建设促进会、北京市自行车运动协会共同发起主办，北京市自行车运动协会承办的"绿色交通 健康城市——2011年世界无车日主题活动"举行。近400人的骑行队伍，从先农坛体育场东门出发，经西二环至长安街、天安门广场、东二环，到达此次活动终点北京工人体育馆北门，全程约20公里。

（65）2011年10月22日，北京市自来水集团、北京健康城市建设促进会主办第八届"北京城市供水一日游"活动。中国医药卫生事业发展基金会理事长王彦峰，首都社会经济发展研究所所长、北京健康城市建设促进会理事长王鸿春，北京自来水集团有限责任公司董事、党委副书记、北京健康城市建设促进会副理事长顾国源等出席活动。

（66）2011年12月，联合国有关组织授予王彦峰理事长"人类健康贡献奖"和"年度慈善家"奖。

（67）2011年12月20日下午，"2011北京健康城市论坛暨《北京健康城市建设研究》首发式"在首都图书馆举行。本次活动由中国医药卫生事业发展基金会、首都社会经济发展研究所、北京市哲学社会科学规划办公室、北京健康城市建设促进会等单位共同主办，首都图书馆、京报集团同心出版社、北京民力健康传播中心协办，人民日报北京分社、北京日报理论周刊、北京电视台健康北京栏目组等多家媒体报道，共96名专家学者和政府工作者参加了论坛。

（68）2011年12月22日，北京市爱国卫生运动委员会和北京市健康促进工作委员会在西城区文化中心召开"做健康北京人，创健康北京城——健康北京建设工作大会"。会上，前期参加健康北京试点工作的东城区、西城区被授予"健康北京建设贡献奖"，中国医药卫生事业发展基金会理事长王彦峰被授予"健康北京建设突出贡献奖"。北京市爱国卫生运动委员会和北京市健康促进工作委员会联合下发了《关于落实〈健康北京"十二五"发展建设规划〉工作的通知》。

（69）2012年1月13日，北京市卫生局发起"阳光长城计划2012"健康北京人心、脑、肿瘤及口腔四大防治行动，推进北京市主要慢性病防治工作，提高全体居民的健康水平。

（70）2012年2月6日，中国医药卫生事业发展基金会、首都社会经济发展研究所和北京健康城市建设促进会开始联合编写《中国健康城市建设研究报告》。

（71）2012年3月6日，北京健康城市建设促进会与世界卫生组织驻华代表处官员首次会面，商讨合作事宜。世界卫生组织驻华代表处健康城市项目官员裴雷、勾爱民与首都社会经济发展研究所所长、北京健康城市建设促进会理事长王鸿春等出席会议。此次会议的主题是"北京健康城市建设促进会积极寻求与世界卫生组织合作，共同把北京建设成为健康城市"。

（72）2012年3月14日，中国医药卫生事业发展基金会与北京市东城区政府在北京隆重举行支援青海省社会公益项目启动仪式。全国人大常委会副委员长桑国卫，卫生部部长陈竺，青海省委书记强卫、省长骆惠宁、常务副省长徐福顺、副省长马顺清及青海省相关部门负责同志，民政部有关领导，北京市卫生局、东城区、平谷区、昌平区主要领导，爱心企业代表青海森盛矿业公司董事长许振云，中国医药卫生事业发展基金会理事长王彦峰，基金会名誉理事长、北汽福田汽车股份有限公司总经理王金玉，全国人大常委会委员、卫生部原副部长王陇德院士，中国工程院院士郭应禄等领导和专家出席了启动仪式。

（73）2012年3月20日，中国医药卫生事业发展基金会、首都社会经济发展研究所和北京健康城市建设促进会联合课题组完成"美国纽约健康城市建设调查""英国伦敦健康城市建设调查""日本东京健康城市建设调查"课题研究。

（74）2012年4月6日，北京市爱国卫生运动委员会办公室举办北京健康城市建设研讨会。北京健康城市建设促进会理事长王鸿春等出席会议。

（75）2012年4月11日，首都社会经济发展研究所、北京健康城市建设促进会联合课题组完成"治理PM2.5国际经验及对北京的启示"研究课题。中共中央政治局委员、北京市委书记刘淇对课题做出批示。5月4日，北京市副市长洪峰对课题做出批示。

（76）2012年4月15日，卫生部疾控局召开了关于健康城镇和慢性病防控指标体系论证会，卫生部疾控局、有关省（市）爱卫办、有关省（市）卫生厅疾控处、中国健康教育中心、中国医药卫生事业发展基金会、北京大学、北京市疾病预防控制中心等机构的领导和专家共30余人参加了此次论证会。北京健康城市建设促进会理事长王鸿春受邀出席会议，并在论证会上发言。

（77）2012年4月21日，中国医药卫生事业发展基金会、北京健康城市建设促进会、北京民力健康传播中心联合组织了"迎'五一'健康城市进一福'敬老爱老'"活动，宣传健康理念。中国医药卫生事业发展基金会理事长王彦峰、北京健康城市建设促进会理事长王鸿春向北京市第一社会福利院赠书。

（78）2012年4月27日，首都社会经济发展研究所、北京健康城市建设促进会联合课题组完成"美国洛杉矶地区治理PM2.5的对策研究"课题。中共中央政治局委员、北京市委书记刘淇同志做出批示。

（79）2012年5月4日，北京健康城市建设促进会理事长王鸿春、办公室主任张燕和中国科学院大气物理研究所王跃思研究员座谈，共商合作研究课题"北京市地理和气候条件与PM2.5形成机理研究""北京市本地污染源和周边污染源对北京大气中PM2.5浓度影响研究"。

（80）2012年4月5日、5月9日，中国医药卫生事业发展基金会召开健康城市建设工作经验交流会第一、二次筹备大会，就会议准备情况以及《中国健康城市建设研究》进展情况做出汇报。

（81）2012年5月11日，北京健康城市建设促进会理事长王鸿春和北京市园林绿化局党组成员、首都绿化办副主任甘敬座谈，研讨"园林绿化与PM2.5作用机理研究"课题。

（82）2012年6月7~8日，在卫生部和全国爱卫办的指导下，健康城市建设工作经验交流会暨第九届自我药疗年会在京举行。全国人大常委会副委员长桑国卫，卫生部部长陈竺，全国人大常委会委员、中华预防医学会会长王陇德院士，北京市副市长丁向阳，民政部有关领导，卫生部疾控局局长兼全国爱卫办副主任于竞进，中国医药卫生事业发展基金会理事长王彦峰，中国非处方药物协会会长白慧良，和来自北京、上海等30多个省、市、自治区的市长、区县长、卫生局局长、爱卫办主任等有关领导以及媒体朋友共200余人参加了交流会。会议最后，发起"北京倡议"，强调卫生城市与健康城市相结合。

（83）2012年6月8日，由中国医药卫生事业发展基金会、首都社会经济发展研究所、日本经营管理教育协会和北京健康城市建设促进会联合主办，北京金融街威斯汀大酒店、北京民力健康传播中心和北京电视台科教节目中心《健康北京》栏目组联合协办的"北京·东京健康城市国际论坛"在北京金融街威斯汀大酒店召开。中日双方共60名专家学者和政府工作者参加了论坛。

（84）2012年6月17~29日，北京健康城市建设促进会工作组一行四人远赴欧洲，对德国、意大利、法国、瑞典四国健康城市建设情况进行调研，并拍摄相关资料。

（85）2012年6月26日，国际健康与环境组织成立仪式暨主题为"以新的更宽广的视野应对健康问题"圆桌会议在纽约联合国总部举行。联合国秘书长潘基文、联大主席纳赛尔、联合国妇女署署长巴切莱特、安理会成员国代表、中国医药卫生事业发展基金会理事长王彦峰出席会议并致辞。

（86）2012年6月29日，在纽约联合国总部，第66届联大主席纳赛尔会见王彦峰，双方就健康、环保、可持续发展等共同关心的议题及如何加强相关领域合作交换了意见。

（87）2012年7月24日，"国外城市排水系统建设调查及对我市的启示"研究课题结题，送市委市政府主要领导决策参考，并在2012年第10期《北京调研》刊登。

（88）2012年8月17日，在"2012中国卫生论坛"上，卫生部部长陈竺代表"健康中国2020"战略研究报告编委会发布了《健康中国2020战略研究报告》。

（89）2012年8月31日，中国医药卫生事业发展基金会和北京健康城市建设促进会合作的"中国健康城市建设实践之路""2012北京健康城市建设研究报告"课题研究启动会召开。中国医药卫生事业发展基金会理事长、北京健康城市建设促进会名誉理事长王彦峰，北京健康城市建设促进会理事长王鸿春，北京市爱卫办主任、北京健康城市建设促进会副理事长刘泽军，中国医药卫生事业发展基金会副秘书长张青阳、副秘书长兼宣传部部长韩卫强、公益事业部部长李小峰出席会议。

（90）2012年9月14日，由中国医药卫生事业发展基金会、北京市健康促进工作委员会、北京健康城市建设促进会联合组织的北京健康城市建设调研活动正式启动。第一站：朝阳区（9月14日），第二站：东城区（10月26日），第三站：西城区（11月2日）。中国医药卫生事业发展基金会理事长、北京健康城市建设促进会名誉理事长王彦峰，北京健康城市建设促进会理事长王鸿春，北京市爱卫办主任、北京健康城市建设促进会副理事长刘泽军，北京市爱卫办副主任汤伟民，中国医药卫生事业发展基金会副秘书长张青阳、副秘书长兼宣传部部长韩卫强、公益事业部部长李小峰，北京健康城市建设促进会副秘书长兼研究部部长鹿春江等参与调研。

（91）2012年9月22日，"生态文明 健康城市 绿色出行"2012年世界无车日主题活动开展。北京市副市长刘敬民，中国医药卫生事业发展基金会理事长、北京健康城市建设促进会名誉理事长王彦峰，北京市体育局副局长、北京市体育总会副主席李丽莉，北京健康城市建设促进会理事长王鸿春，中国医药卫生事业发展基金会副秘书长张青阳、公益事业部部长李小峰等领导及400余名骑友参加活动。

（92）2012年9月26日，北京健康城市建设促进会理事长王鸿春与世界卫生组织驻华代表处高级卫生顾问裴雷就双方合作事宜进行座谈，并形成世界卫生组织驻华代表处与北京健康城市建设促进会合作备忘录。

（93）2012 年 10 月 19 日，中国医药卫生事业发展基金会、北京健康城市建设促进会到北京市园林绿化局（首都绿化办）调研，实地考察了八达岭林场、水关长城和彩叶岭，并听取了北京市园林绿化局和八达岭林场的发展介绍。

（94）2012 年 10 月 19 日，《国务院关于印发卫生事业发展"十二五"规划的通知》，提出了"全面启动健康城镇建设活动"的要求，北京市在《健康北京"十二五"发展建设规划》的基础上，进一步明确提出了"积极推动'健康城市'建设，开展全民健身活动，提高人口质量和健康水平"的工作任务。

（95）2012 年 10 月 30 日，北京健康城市建设促进会理事长王鸿春、副秘书长兼活动部部长张晓冰、副秘书长兼研究部部长鹿春江、副秘书长兼办公室主任张燕参加由北京市爱卫办举办的健康城市工作培训会。

（96）2012 年 12 月 4 日，"2010～2011 年北京市委、市政府、市人大、市政协、市纪委五机关干部健康状况报告"课题获得北京市委秘书长赵凤桐批示。

（97）2012 年 12 月 5 日，"北京市第一社会福利院发展情况调查及对全市机构养老的启示"课题获北京市副市长丁向阳批示。

（98）2012 年 12 月 5 日，《国外化解医疗纠纷模式及对北京市的启示》课题发表于《北京市哲学社会科学规划办公室成果要报》第 38 期，送市委市政府领导决策参考。

（99）2012 年 12 月 16 日，"香港私家车备受冷落的调查及启示"获得北京市副市长苟仲文批示。

（100）2012 年 12 月 25 日，《中国健康城市建设实践之路》《2012 北京健康城市建设研究报告》出版。

（101）2012 年 12 月 27 日，由中国医药卫生事业发展基金会、首都社会经济发展研究所、北京健康城市建设促进会和北京民力健康传播中心主办的 2012 北京健康城市论坛暨北京健康城市建设促进会年会在中山公园召开。来自政府相关部门、区县、大学院校、研究部门、企业的领导和嘉宾以及媒体朋友共 70 多人参加了论坛。会上，中国医药卫生事业发展基金会理事长、北京健康城市建设促进会名誉理事长王彦峰，北京市卫生局副局长、北京市健康促进工作委员会办公室主任赵春惠分别致辞。首都社会经济发展研究所所长、北京健康城市建设促进会理事长王鸿春做《北京健康城市建设促进会 2012 工作报告》。

（102）2013 年 1 月 7 日，北京健康城市建设促进会参与修改全国爱卫办《关于深化国家卫生城镇创建工作的指导意见》。

（103）2013 年 1 月 11 日，"国外幸福指数建设研究及对北京的启示"课题结题，报送市委市政府领导审阅，供决策参考。

（104）2013 年 2 月 1 日，首都社会经济发展研究所、北京健康城市建设促进会联合课题组《治理 PM2.5 国际经验及对北京的启示》（合订本）出版，报市委市政府领导参考。2 月 2 日，课题获得北京市委秘书长赵凤桐批示。2 月 19 日，课题获得中共中央政治局委员、北京市委书记郭金龙和北京市市长王安顺批示。2 月 21 日，获得北京市副市长张工批示。

（105）2013 年 2 月 16 日，首都社会经济发展研究所所长、北京健康城市建设促进会理事长王鸿春受邀参加北京市社会科学界联合会"首都智库建设研究"课题论证。

（106）2013 年 3 月 21 日，中国医药卫生事业发展基金会理事长、北京健康城市建设促进会名誉理事长王彦峰，北京健康城市建设促进会理事长王鸿春一行 20 余人，到南海子麋鹿苑（北京生物多样性保护研究中心）实地调研，探寻健康城市生态发展之路。

（107）2013 年 3 月 25 日，由中国医药卫生事业发展基金会、北京市健康促进工作委员会办公室、北京市爱国卫生运动委员会办公室、北京市委讲师团、北京健康城市建设促进会和北京民力健康传播中心联合主办，20 余家单位协办以及多家媒体支持的"健康城市 美丽北京"百家社区行活动启动仪式在中山公园举行。中国医药卫生事业发展基金会理事长、北京健康城市建设促进会名誉理事长王彦峰，北京市爱国卫生运动委员会专职副主任张建枢分别致辞。北京健康城市建设促进会理事长王鸿春主持了启动仪式。第一站：海淀区八里庄街道（4/11），第二站：西城区德胜街道（4/16），第三站：朝阳区和平街街道（4/25），第四站：通州区玉桥街道（5/8），第五站：丰台区丰台街道、新村街道（5/14），第六站：石景山区苹果园街道（6/7），第七站：门头沟区大峪街道（6/19），第八站：东城区东花市街道（7/12），第九站：昌平区城北街道（7/18），第十站：大兴区清源街道（7/19）。

（108）2013年4月12日，中国医药卫生事业发展基金会理事长、北京健康城市建设促进会名誉理事长王彦峰到北京健康城市建设促进会论证《健康是生产力》一书提纲。北京健康城市建设促进会理事长王鸿春主持论证会。

（109）2013年4月17日，中国医药卫生事业发展基金会、北京健康城市建设促进会一行20余人到门头沟区调研。中国医药卫生事业发展基金会理事长、北京健康城市建设促进会名誉理事长王彦峰，北京健康城市建设促进会理事长王鸿春等先后考察了社区卫生服务中心、镇卫生院，并听取区卫生局关于健康门头沟建设的工作报告。门头沟区委书记韩子荣、区委副书记付兆庚等陪同调研。

（110）2013年4月23日，中国医药卫生事业发展基金会、北京健康城市建设促进会一行30余人到园博园实地调研。中国医药卫生事业发展基金会理事长、北京健康城市建设促进会名誉理事长王彦峰，北京健康城市建设促进会理事长王鸿春参观园博园展览中心，实地调研北京园、上海园、江苏园等展园。

（111）2013年7月6日，"'文化推动北京健康城市建设'论坛暨王彦峰、王鸿春教授聘任仪式"在北京师范大学励耘报告厅举行。此次论坛由中国医药卫生事业发展基金会、北京师范大学北京文化发展研究院暨研究基地、北京市健康促进工作委员会办公室、首都社会经济发展研究所、北京健康城市建设促进会等单位联合主办，并特邀5位专家学者围绕"文化推动北京健康城市建设"做了主题发言。

（112）2013年7月6日，北京健康城市建设促进会理事长王鸿春受邀参加由中国医药卫生事业发展基金会、北京市中医管理局、北京民力健康传播中心、北京慢病防治管理协会、北京健康城市建设促进会主办，《北京晚报》健康快车工作室、北京电视台科教频道《健康北京》栏目、北京医生网协办的中医药发展高端座谈会。国家卫生计生委疾控局副局长孔灵芝、基金会理事长王彦峰、北京市中医药管理局副局长屠志涛、北京协和医院内分泌科教授向红丁、中国中医科学院广安门医院副院长仝小林、北京协和医院中医科主任梁晓春、首都医科大学中医药学院副院长高彦彬等30多位专家、媒体负责人等出席了座谈会。

（113）2013年7月26日，由英国大使馆文化教育处、社会企业英国（Social Enterprise UK）、中国医药卫生事业发展基金会、北京健康城市建设促进会共同举办的"中英健康城市建设与社会创新"研讨会在现代汽车大厦10层TP会议室举行。会议借助信息技术手段，在EMC北京与伦敦办公室以"网真对话"的方式进行。

（114）2013年8月1日，由中国医药卫生事业发展基金会、北京市健康促进工作委员会、《大众摄影》杂志社、北京健康城市建设促进会、北京民力健康传播中心共同举办的"北京健康城市建设"摄影大赛正式开赛，面向广大摄影爱好者征集稿件。

（115）2013年8月26日，北京健康城市建设促进会理事长王鸿春与世界卫生组织驻华代表处高级卫生顾问裴雷就北京健康城市建设促进会上半年工作、双方合作课题进展情况等进行沟通交流。

（116）2013年9月3日，北京健康城市建设促进会与北京小汤山医院共同发起成立双方合作平台——北京健康城市建设研究基地，共同推进北京健康城市建设。

（117）2013年9月9日，首都社会经济发展研究所、日本经营管理教育协会、北京市水科学技术研究院、北京健康城市建设促进会在北海公园联合举办"北京·东京水污染防治对策"研讨会，中日双方多位专家做了专题演讲。

（118）2013年9月21日，中国医药卫生事业发展基金会、北京市体育总会、北京健康城市建设促进会共同主办，北京市自行车运动协会、北京民力健康传播中心承办，北京市先农坛体育技术运动学校协办的"生态文明 健康城市 绿色出行"2013年世界无车日主题活动在先农坛体育场举行。

（119）2013年9月28日，"大型公益电视系列节目《健康中国》新闻发布会"于北京国际饭店会议中心举行。中国医药卫生事业发展基金会理事长王彦峰就中国医药卫生事业发展基金会对《健康中国》的理念产生过程做出简要介绍。北京健康城市建设促进会理事长王鸿春受邀出席发布会。

（120）2013年10月10日，在医院门诊开展"健康提示"试点项目工作会召开，该项目由中国医药卫生事业发展基金会、北京市卫生局、北京市医管局、北京市中医药管理局、北京民力健康传播中心、北京市慢病协会、北京健康城市建设促进会共同发起主办。

（121）2013年10月15日，首都社会经济发展研究所所长、北京健康城市建设促进会理事长王鸿春受邀出席北京市哲学社会科学规划第二批重大项目成果鉴定暨宣传推介会，并作为首席专家向与会人员介绍《北京健康城市建设》的研究情况。该研究课题于2012年年底结题，获得了市社科规划优秀等级并免于鉴定。《北京日报·理论周刊》以整版篇幅对获得优秀等级和免于鉴定的9项重大课题作了核心观点展示，并附专家的精彩点评。

（122）2013年10月17日，中国医药卫生事业发展基金会、北京健康城市建设促进会、北京麋鹿生态实验中心、北京民力健康传播中心联合主办"健康城市我创造 美丽北京共分享"活动。

（123）2013年10月17日，北京健康城市建设促进会与首都社会经济发展研究所、日本经营管理教育协会合作的"日本东京水污染防治对策研究及对我市的启示"课题获得北京市副市长林克庆同志批示。

（124）2013年10月24日，首都社会经济发展研究所所长、北京健康城市建设促进会理事长王鸿春受邀出席北京市哲学社会科学研究基地工作会议，并受聘为北京市哲学社会科学北京健康城市建设研究中心负责人。北京市哲学社会科学北京健康城市建设研究中心正式挂牌成立。

（125）2013年10月31日，国家卫生计生委办公厅关于印发《健康中国行——全民健康素养促进活动方案（2013—2016年）》的通知，方案提出每年要选择一个严重威胁群众健康的公共卫生问题作为活动主题，围绕活动主题开展健康促进工作科学发展。

（126）2013年11月8～9日，由国际健康与环境组织、世界旅游城市联合会、《中华医学百科全书》工作委员会、中国医药卫生事业发展基金会共同发起主办，由中国发展研究院、《中华医学百科全书》工作委员会事业发展部联合承办的"国际健康论坛暨《中华医学百科全书》2013主编年会"在北京人民大会堂隆重举行。来自联合国与世界各国的官员、学者、专家、企业家等700余位中外嘉宾出席论坛。论坛通过并发布了《国际健康宣言》。国际健康与环境组织创始主席、中国医药卫生事业发展基金会理事长王彦峰在大会致辞，北京健康城市建设促进会理事长王鸿春以讨论嘉宾的身份参与了分论坛的活动，发表了题为"继承奥运健康遗产，努力把北京建设成健康城市"的主题演讲。

（127）2013年11月30日，中国医药卫生事业发展基金会、首都社会经济发展研究所、北京健康城市建设促进会（北京健康城市建设研究中心）、北京民力健康传播中心联合课题组完成的"关于进一步推动北京健康城市建设的建议"获北京市市长王安顺批示；12月2日，获北京市副市长杨晓超批示。

（128）2013年12月27日，2013年北京健康城市建设促进会暨《中国健康城市建设研究》《北京健康城市建设研究》英文版首发式在首都图书馆举行。中国医药卫生事业发展基金会理事长、北京健康城市建设促进会名誉理事长王彦峰，全国爱国卫生运动委员会工作办公室副主任梅杨，北京市爱国卫生运动委员会专职副主任张建枢分别致辞。

（129）2013年底，国务院副总理、全国爱卫会主任刘延东在主持召开新一届全国爱卫会第一次全体会议时提出，中国要全面启动健康城市建设，努力打造卫生城镇升级版。

（130）2014年2月，习近平总书记在北京考察工作时再次确立了健康北京建设的战略目标。按照习近平总书记和党中央的要求，北京市坚持以人为本的城市管理理念，从健康人群、健康服务、健康环境等方面入手，推动健康北京建设。

（131）2014 年 2 月 12 日，首都社会经济发展研究所、北京市科学技术研究院、北京健康城市建设促进会联合课题组完成的"欧美水污染治理对策研究及对我市的启示"课题，获北京市副市长林克庆批示。

（132）2014 年 2 月 28 日，北京健康城市建设促进会与日本经营管理教育协会就合作开展"居家养老服务体系建设研究"交流座谈。

（133）2014 年 3 月 4 日，受世界卫生组织驻华代表处委托，首都社会经济发展研究所、北京健康城市建设促进会合作课题"健康中国 2010 战略与推动健康城市建设研究"论证会在大成广场首都社会经济发展研究所会议室召开。全国爱卫办副主任梅杨出席会议并对课题论证做出指导。

（134）2014 年 4 月 4 日，北京市副市长杨晓超、市政府副秘书长侯玉兰就北京健康城市建设与中国医药卫生事业发展基金会理事长、北京健康城市建设促进会名誉理事长王彦峰，北京健康城市建设促进会理事长王鸿春座谈。王彦峰理事长、王鸿春理事长向杨晓超副市长汇报了近几年北京建设健康城市所做的工作和取得的成果。杨晓超副市长对所做工作给予充分肯定，并对下一步工作提出新的要求。

（135）2014 年 4 月 16 日，北京健康城市建设促进会理事长王鸿春受邀参加国家林业局对外合作项目中心举办的"森林疗养模式研究"座谈会，并从"城市病"治理角度提出了五点建议。

（136）2014 年 4 月 25 日，北京健康城市建设促进会理事长王鸿春、副秘书长鹿春江与世界卫生组织驻华代表处高级卫生顾问裴雷，项目官员何静、勾爱民座谈。

（137）2014 年 5 月 14 日，日本经营管理教育协会大森启司先生，受坂本晃先生的委托，到访北京健康城市建设促进会，与秘书长赫军、副秘书长张燕就本年度合作课题"日本东京推动居家养老服务政策研究及对我市的启示"进行座谈。该项课题计划于 2014 年底完成。

（138）2014 年 5 月 15 日，由中国医药卫生事业发展基金会、北京市外国专家局、北京市健康促进工作委员会办公室、首都社会经济发展研究所、北京健康城市建设促进会、北京国际人才交流协会共同主办，北京市决策学学会、北京民力健康传播中心协办的首届"健康城市与'城市病'治理国际研讨会"在北京会议中心召开。来自北京、伦敦、东京、纽约的专家共同探讨了特大城市人口规模控制，并交流了健康城市和"城市病"治理的观点。

（139）2014年6月19日，"东京、伦敦、纽约专家谈特大城市人口控制经验"课题获中央政治局委员、北京市委书记郭金龙批示。

（140）2014年6月25日，第一届"北京健康城市建设摄影大赛颁奖大会暨优秀作品展"开幕式在北京首都图书馆举行。中国医药卫生事业发展基金会理事长王彦峰，世界卫生组织驻华代表处代表施贺德，北京健康城市建设促进会理事长王鸿春，北京市爱国卫生运动委员会专职副主任张建枢，北京市爱国卫生运动委员会办公室主任刘泽军，大众摄影杂志社副社长、执行主编郑壬杰，首都社会经济发展研究所副所长盛继洪，社会科学文献出版社社会政法分社总编辑曹义恒等领导出席开幕式并为大赛获奖者颁奖。

（141）2014年6月26日，北京健康城市建设促进会理事长王鸿春与联合国开发计划署驻华代表处新闻部首席传播官张薇、瞭望东方周刊副总编辑赵悦就"中国健康城市建设指标评价体系"课题进行交流，并就双方今后合作充分交换意见。

（142）2014年6月26日，北京健康城市建设促进会受邀参加市卫生计生委组织召开的《2013年度北京市卫生与人群健康状况报告》发布会。

（143）2014年8月21日，由首都社会经济发展研究所、北京健康城市建设促进会联合课题组完成的"治理PM2.5国际经验及对北京的启示"课题获得北京市第11届优秀调研成果二等奖。

（144）2014年9月21日，由联合国开发计划署驻华代表处、中国医药卫生事业发展基金会、北京市体育总会、北京健康城市建设促进会、北京市自行车运动协会和北京民力健康传播中心等6家单位共同发起主办，天津市自行车运动协会、廊坊市自行车运动协会、北京市林业碳汇工作办公室、北京市先农坛体育技术运动学校等多家单位共同协办的"2014 世界无车日"主题活动在京举办，包括来自天津、河北两地 62 名车友在内的共 200 多名骑友参加活动。本次活动反响巨大，分别在 BTV《北京新闻》、BTV《健康北京》栏目播出，《北京日报》《北京晚报·健康快车》专刊做了报道，并被《人民日报》、人民网、凤凰网、北京晚报新视觉网等多家媒体转载。

（145）2014 年 10 月 8 日，北京健康城市建设促进会理事长王鸿春与国家卫计委疾控局副局长、全国爱卫办副主任张勇，全国爱卫办副主任梅杨就"中国健康城市指标体系"课题座谈。

（146）2014 年 10 月 23 日，由北京林学会、北京市科学技术协会主办，世界自然保护联盟（IUCN）、北京林业碳汇工作办公室（国际合作办）和森林趋势组织（FTS）承办的第五届北京森林论坛在京开幕。北京健康城市建设促进会理事长王鸿春受邀参会，并做了题为"健康城市与都市森林的关系"的演讲。

（147）2014 年 11 月，中国医药卫生事业发展基金会理事长王彦峰的专著《健康是生产力》出版。本书是北京市社科基金项目。全书用唯物史观和唯物辩证法来看待人的健康问题，填补了健康理论的空白。中央电视台播出了"健康是生产力"系列专题片，《人民日报》（海外版）《红旗文稿》《公益时报》《健康大视野》等报刊相继发表了评论文章。该专著被国家图书馆、首都图书馆、北京大学图书馆等 20 多家知名图书馆收藏。

（148）2014 年 11 月 16 日，北京健康城市建设促进会理事长王鸿春先后到北京市丰台区老吾老养老院、北京椿萱茂老年公寓、东岳老年公寓实地考察、调研。

（149）2014 年 11 月 24 日，北京健康城市建设促进会受北京市卫计委邀请，参加了英国公立医院治理经验交流会。会上，英国卫生部原部长、NHS 原首席执行官大卫·尼克尔森爵士发表了"关于英国公立医院治理经验"的主题演讲，并和与会人员进行交流，积极互动。

（150）2014 年 11 月 25 日，北京健康城市建设促进会受邀参加北京市爱卫办、北京市健促委组织召开的"十三五"规划研讨会。会议以健康北京为中心，围绕健康促进和爱国卫生工作开展研讨。

（151）2014年11月26日，北京健康城市建设促进会聘请中国医药卫生事业发展基金会理事长王彦峰任北京健康城市建设促进会顾问。

（152）2014年12月，国务院印发《关于进一步加强新时期爱国卫生工作的意见》明确指出，结合推进新型城镇化建设，鼓励和支持开展健康城市建设，努力打造卫生城镇升级版。

（153）2015年2月15日，《中国健康城市建设评价指标体系》暨北京健康城市建设发展座谈会召开，北京健康城市建设促进会理事长王鸿春主持会议。国家卫计委疾控局副局长、全国爱卫办副主任张勇，全国爱卫办处长高启发，市爱卫办主任、北京健康城市建设促进会副理事长刘泽军，市爱卫办副主任汤伟民受邀参加会议，共商健康城市建设大计。

（154）2015年3月9～12日，北京健康城市建设调研组赴上海、杭州，调研两地健康城市建设情况，并与相关负责人进行深度对话。

（155）2015年3月，北京市健康城市建设联合调查组完成"关于北京市开展健康城市建设的调查"项目。该项目获得了中共北京市委副书记、市长王安顺圈阅。

（156）2015年4月1日，北京市卫生和计划生育委员会、北京健康城市建设促进会组织召开了《健康北京"十三五"发展建设规划》编制启动研讨会。

（157）2015年4月20日，《健康城市蓝皮书》之《北京健康城市建设研究报告（2015）》发布会在中国社会科学院第一学术报告厅举行。中国医药卫生事业发展基金会理事长王彦峰，国家卫计委疾控局副局长、全国爱卫办副主任张勇，北京市爱国卫生运动委员会副主任、北京市卫生计生委委员郭积勇等领导出席发布会并致辞。发布会还邀请了国家卫计委、北京市委市政府部分委办局、高校科研院所、学界嘉宾及出版社和媒体代表。首都社会经济发展研究所所长盛继洪主持发布会。本书作为全国首部《健康城市蓝皮书》，一经发布即获得北京电视台《北京新闻》《首都经济报道》

《北京日报·理论周刊》《中国城市报》、人民网、中国新闻网在内的多家媒体的报道和转载。

（158）2015年4月24日，北京健康城市建设促进会课题组召开"《北京市城镇雨水管理条例》的立法前期研究"课题验收会。

（159）2015年4月26日，由北京市体育局、北京市交通委、北京市体育总会联合主办，北京健康城市建设促进会等多家单位联合承办的2015年第七届体育大会——"第一届北京自行车日"在京举行。

（160）2015年5月11日，北京健康城市建设促进会理事长王鸿春接受中国城市报独家专访，着重对建设健康城市对我国城市发展的意义、北京市建设健康城市的经验等方面做了介绍。

（161）2015年5月12～16日，北京健康城市建设促进会理事长王鸿春、秘书长赫军、副秘书长刘炳武赴江西省实地考察江西庐山养老基地。

（162）2015年5月20日，北京市爱卫会、市卫生计生委举办"控烟法规实施倒计时10天宣传活动暨北京市吸烟现状调查结果新闻发布会"。会上，同时发布了"依法控烟 爱在身边——致市民的一封信"和"餐饮企业禁烟倡议书"。40余家媒体参加了新闻发布会，由此，新一轮控烟法规宣传正式开始。

（163）2015年5月22日，北京健康城市建设促进会理事长王鸿春与瑞典斯德哥尔摩市国际水研究所项目管理经理文杰就"北京健康城市建设评价指标体系"课题进行研讨交流，副秘书长王微参加交流。

（164）2015年5月24日，由中国医药卫生事业发展基金会、北京市中医药管理局、北京民力健康传播中心主办，北京健康城市建设促进会协办的中医药发展高端座谈会——中医药防治脾胃病专题会议在京举行。中国医药卫生事业发展基金会常务副理事长桑希杰，北京市中医管理局局长屠志涛、副局长罗增刚，北京健康城市建设促进会理事长王鸿春，首都医科大学附属北京中医医院消化中心主任张声生，中国中医科学院西苑医院院长唐旭东等30多位专家及媒体负责人等出席了座谈会。

（165）2015年5月31日，国家卫生计生委、北京市政府等8部门在鸟巢文化艺术中心举办"第28个世界无烟日暨《北京市控制吸烟条例》施行宣传活动"，国家卫生计生委副主任崔丽、北京市人大常委会副主任孙康林等领导以及国家控烟形象大使出席活动。世界卫生组织向北京市政府颁发"第28个世界无烟日奖"。

（166）2015年6月2日，北京健康城市建设促进会理事长王鸿春受邀参加中国城市报社传播集群推介会。会后，中国城市报社有限公司与北京健康城市建设促进会缔结战略合作，双方签订战略合作备忘录。报社聘请健促会理事长王鸿春研究员担任中国城市报中国健康城市研究院院长。

（167）2015年7月21日，由全国爱国卫生运动委员会办公室指导，中国城市报社、中国医药卫生事业发展基金会、北京健康城市建设促进会主办，北京健康城市建设研究中心协办，中国城市报中国健康城市研究院承办的"中国健康城市建设评价指标体系研讨会暨中国城市报中国健康城市研究院成立仪式"在人民日报社举行。

（168）2015年8月4日，北京健康城市建设促进会理事长王鸿春一行应邀赴联合国开发计划署驻华代表处进行工作会谈。双方就未来建立战略合作伙伴关系及合作重点达成共识。

（169）2015年8月28日，社会科学文献出版社皮书研究院发布了《传统媒体影响力监测报告》，北京健康城市建设促进会等多家单位组织编写的《北京健康城市建设研究报告（2015）》在传统媒体影响力监测中荣获满分。

（170）2015年9月8日，北京健康城市建设促进会和日本经营管理教育协会一行考察了北京礼爱老年看护服务中心。北京健康城市建设促进会理事长王鸿春，日本经营管理教育协会名誉会长宫本邦夫、会长下崎宽等出席活动。双方签订战略合作意向书，在开展课题研究、宣传促进活动、定期互访等方面达成共识。

（171）2015年9月20～22日，北京健康城市建设促进会与北京市自行车运动协会共同举办的主题为"助力冬奥 京张骑行——共创健康城市，倡导低碳出行"的世界无车日活动在北京和张家口两地举行。

（172）2015年9月25日，中国城市报中国健康城市研究院与北京健康城市建设促进会发起召开健康城市发展座谈会。国家卫生计生委疾控局副局长、全国爱卫办副主任张勇，北京市爱卫办主任刘泽军等参加会议。

（173）2015年10月7～13日，北京健康城市建设促进会理事长王鸿春一行8人赴日本北海道考察调研，并出席"日本东京首都圈功能研究及京津冀一体化2015中日国际研讨会"。

（174）2015年10月15日，由不老屯镇党委、镇人民政府主办，中国医药卫生事业发展基金会、北京市健康促进工作委员会办公室、中共北京市委社会工委等多家单位支持的"健康不老屯 幸福新农村"创建全国健康城镇行动启动仪式在北京市密云县不老屯镇政府报告厅举行。中国医药卫生事业发展基金会理事长王彦峰，中央电视台原副总编辑、央视网总顾问赵立凡，中共北京市委社会工委委员、市社会办副主任陈建领，综合处处长唐志华，北京市卫计委健康促进处处长、市爱卫会办公室主任刘泽军等有关领导出席启动仪式。

（175）2015年10月29日，党的十八届五中全会上健康中国战略上升为国家战略。

（176）2015年11月27～28日，北京健康城市建设促进会理事长王鸿春受人民日报社《健康时报》邀请，出席了第八届健康中国论坛，在健康城市分论坛上发表了题为"联合国可持续发展目标与健康城市实现路径"的演讲。

（177）2015年11月，为贯彻落实《国务院关于进一步加强新时期爱国卫生工作的意见》（国发〔2014〕66号）精神，北京市政府下发《北京市人民政府关于进一步加强新时期爱国卫生工作的实施意见》。

（178）2015年11月27日，北京健康城市建设促进会理事长王鸿春受邀参加了由清华大学和国家卫生和计划生育委员会主办的第十届中国健康传播大会。

（179）2015年12月9日，受世界卫生组织驻华代表处邀请，北京健康城市建设促进会理事长王鸿春拜访了世界卫生组织驻华代表处代表施贺德博士、控烟项目官潘洁兰博士等，双方就中国城市报中国健康城市研究院

"五个平台"的定位、近期重点工作、蓝皮书（中国版）的课题合作意向及2016年双方合作事项等方面进行了深入交流。

（180）2015年12月9日，北京市爱卫办举办爱国卫生与控烟领导力培训班，市人大常委会副主任孙康林、市卫生计生委主任方来英、世界卫生组织驻华办事处代表施贺德出席了开班式。各区（地区）爱卫会主任、各市属委办局主管领导60余人参加了培训。

（181）2016年3月21～22日，北京市健康促进工作委员会办公室主任刘泽军带队组成的联合调研组与天津市卫计委副主任王栩冬、天津市爱国卫生运动委员会办公室主任刘晓梅等就京津双城健康城市合作进行深入交流。

（182）2016年4月22日，北京市爱卫会、市卫生计生委在西城区玉桃园社区共同启动主题为"清洁家园 灭蚊防病"的健康北京灭蚊行动。国家卫生计生委疾控局副局长、全国爱卫办副主任张勇，世界卫生组织驻华代表处卫生系统和卫生安全组组长马丁博士（Martin Taylor），市卫生计生委委员、市爱卫会副主任郑晋普以及市疾控中心、西城区相关领导和广大社区居民共同出席启动仪式。

（183）2016年4月23～25日，中国城市报中国健康城市研究院院长王鸿春受邀参加了"创新驱动城市行——中国城市报专家顾问委员会走进资阳"调研咨询会议。

（184）2016年5月18日，中国城市报中国健康城市研究院王鸿春院长受邀参加了国家卫计委召开的《关于开展健康城市和健康村镇建设的指导意见》论证研讨会。

（185）2016年5月30日起，北京市爱卫会、市卫生计生委等多部门围绕第29个世界无烟日，开展了一系列《北京市控制吸烟条例》实施一周年纪念宣传活动，举办了北京控烟与立法高峰论坛，市爱卫会副主任、市卫生计生委主任方来英做主题发言，来自纽约、香港等城市和巴西、俄罗斯等国家的著名控烟专家进行了广泛深入的交流。北京市开展了以"无烟北京 健康中国"为主题的《北京市控制吸烟条例》实施一周年宣传活动，国家卫生计生委、北京市政府领导、世界卫生组织官员以及黄轩、周海媚等控烟宣传大使出席活动，全国征集的 6000 张笑脸展现在鸟巢笑脸墙上。北京市大规模地开展宣传教育，制作审定 3 部控烟宣传片，印发 4 万张控烟海报和禁烟标志，在 200 个公交车站、200 辆公交车、80 个地铁站台和歌华有线、广播电台等载体开展控烟宣传。

（186）2016 年 8 月，习近平总书记在全国卫生与健康大会上发表了重要讲话，提出了新时期卫生与健康工作方针，强调"将健康融入所有政策"，发出了"建设健康中国"的伟大号召。

（187）2016 年 9 月 8 日，由中国城市报中国健康城市研究院、日本经营管理教育协会、北京健康城市建设促进会、北京健康城市建设研究中心主办的"2016 中日民间健康城市建设研讨会"在京举行。

（188）2016 年 9 月 28 日，由中国城市报中国健康城市研究院、中国医药卫生事业发展基金会、首都社会经济发展研究所、社会科学文献出版社、北京市哲学社会科学规划办公室、北京市健康城市建设促进会、北京健康城市建设研究中心等单位联合主办的中国健康城市建设高层论坛暨《健康城市蓝皮书》之《中国健康城市建设研究报告（2016）》《北京健康城市建设研究报告（2016）》发布会在北京人民日报社综合楼举行。

（189）2016 年 10 月 11 日，北京市爱卫会办公室、市健康促进工作委员会办公室于北京海淀花园饭店举办了《"健康中国 2030"规划纲要》培训班，来自市爱卫会委员部门，市健促委成员单位，市卫生计生委相关处室，市属三级医院及各有关防办、学会、协会负责人，各区卫生计生委主管主任、健康促进主管人员、各区爱卫办主任及主管人员，市、区疾控中心及健康教育所负责人共计 200 余人参加了培训。培训班根据市、区及各部门落实习近平总书记在全国卫生与健康大会上的讲话，制定相关工作规划，对推进健康北京建设起到了积极的引导作用。

（190）2016 年 10 月 22 日，中国城市报中国健康城市研究院院长、北京健康城市建设促进会理事长王鸿春研究员受邀参加由中国健康教育中心举行的《健康城市白皮书》初稿研讨会。

（191）2016 年 10 月 25 日，国务院印发了《"健康中国 2030"规划纲要》，正式提出把健康城市和健康村镇建设作为推进健康中国建设的重要抓手，把健康融入城乡规划、建设、治理的全过程，促进城市与人民健康协调发展。"健康中国""健康城市"已上升为国家战略，不仅成为中国家喻户晓的口号，更成为各级政府工作议程的重要组成部分。

（192）2016 年 11 月 4 日，北京健康城市建设促进会和北京市卫生和计划生育委员会，作为《"健康北京 2030"行动纲要》主要编制单位，共同在鲁弘宾馆召开了编制研讨会，王鸿春理事长主持了本次会议。

（193）2016 年 11 月 17 日，中国城市报中国健康城市研究院院长王鸿春受邀参加在全国老龄办举行的"中国老龄宜居养生服务工作经验研讨会"。

（194）2016 年 11 月 21 日，中国城市报中国健康城市研究院院长王鸿春受邀参加在上海举行的"第九届全球健康促进大会"。

（195）2016 年 11 月，国家卫生计生委疾病预防控制局（全国爱卫办）发布《全国爱卫办关于开展健康城市试点工作的通知》。确定了北京市西城区等 38 个国家卫生城市（区）作为全国健康城市建设首批试点城市。要求全国试点城市要将健康城市建设作为政府优先发展战略，制定健康城市发展规划，将健康融入城市规划、建设、管理全过程，持续改进自然环境、社会环境和健康服务。

（196）2016 年 12 月 2 日，人民日报社《健康时报》与人民网联合主办的"第九届健康中国论坛"在北京万达索菲特大饭店举行，中国医药卫生事业发展基金会理事长、中国城市报中国健康城市研究院名誉院长王彦峰教授受邀参加本次活动，并获评健康中国"年度十大人物"。

（197）2016 年 12 月 9 日，北京健康城市建设促进会理事长王鸿春研究员受邀参加在中央民族大学召开的"2016 中国城市品牌建设研讨会"并发言。研讨会由中央民族大学经济学院和中央民族大学民族地区经济发展与科技创新研究平台联合主办。

（198）2016 年 12 月 28～30 日，北京健康城市建设促进会理事长王鸿春、副理事长刘炳武，中国健康教育中心理论与政策研究室卢永和柴燕等人受邀前往海南省琼海市考察健康"细胞工程"——健康社区工作情况，交流健康城市工作，并向琼海市爱卫办发出《健康城市蓝皮书》之《中国健康城市建设研究报告（2017）》约稿函。

（199）2016 年，北京市发布了第二个健康城市建设五年规划——《北京市"十三五"时期健康北京发展建设规划》，北京健康城市建设迎来了快速发展的战略机遇期。

（200）2017 年 1 月 2 日，由北京市冬泳俱乐部主办，北京健康城市建设促进会为支持单位的北京市第三十八届冬泳大会在北京市南护城河龙潭湖畔如期举行。北京健康城市建设促进会理事长王鸿春受邀出席本次活动。

（201）2017 年 1 月 10 日，《健康中国文化行》就北京健康建设对北京健康城市建设促进会理事长王鸿春研究员进行采访，采访视频在三集纪录片《健康中国》的《健康北京》部分播出。

（202）2017 年 1 月 12 日，北京市委市政府在北京会议中心召开北京市卫生与健康大会，北京市委书记郭金龙、代市长蔡奇出席并讲话，市委常委、副市长林克庆主持。北京健康城市建设促进会理事长王鸿春作为北京市卫计委卫生政策咨询委员会专家代表受邀参加会议。

（203）2017 年 1 月 17 日，北京健康城市建设促进会常务理事会（扩大会）在北京人民大会堂宾馆召开。中国医药卫生事业发展基金会理事长王彦峰、全国爱卫办副主任张勇、中国城市报社总编辑杜英姿、世界卫生组织驻华代表处项目官员姜晓朋、北京民力健康传播中心理事长李小峰等出席会议。

（204）2017 年 2 月 7 日，中共北京市委前线杂志社就北京健康城市建设新趋势采访北京健康城市建设促进会理事长王鸿春研究员。《讲好健康城市故事 推进健康中国建设》主题专访刊登在《前线》杂志 2017 年 3 月总第 438 期。

（205）2017 年 2 月 24 日下午，中国—世界卫生组织 2016—2017 双年度合作项目组对北京健促会负责课题就"起草《健康细胞工程管理办法》《健康社会建设指导规范》和开展健康城市建设评价工作"进行了第一阶段现场评估。

（206）2017年3月，北京市提出《关于促进卫生与健康事业改革发展的意见》和《"健康北京2030"规划纲要》。

（207）根据《北京市哲学社会科学应用对策研究基地管理办法》的规定，研究基地三年为一个建设周期。为全面检查研究基地的周期建设情况，2017年3月7日，北京市社科规划办决定对北京健康城市建设研究中心进行验收。王鸿春主任就近三年来研究中心的工作做了自评汇报，负责基地验收的专家在听取汇报后，对研究中心三年来的工作进行了评价，并提出意见和建议。

（208）2017年4月11日《中国城市报》就"健康城市的理论及实践经验对雄安新区建设的借鉴意义"，对中国城市报中国健康城市研究院院长王鸿春研究员进行了专访。题为《以人民为中心 打造健康雄安》的专访刊登在《中国城市报》2017年4月17日第117期第13版。

（209）2017年4月13日，北京健康城市建设促进会受邀前往门头沟区调研，北京健康城市建设促进会理事长王鸿春研究员与门头沟区委研究室主任聂淑芳、副主任于超会谈后，一同前往水峪嘴村和王平镇韭园村进行实地调研。

（210）2017年4月23日，北京健康城市建设促进会受邀前往安徽省大别山调研，北京健康城市建设促进会理事长王鸿春、副理事长刘炳武、秘书长赫军一行前往。

（211）2017年5月18日，北京健康城市建设促进会理事长王鸿春研究员受邀参加在北京大学医学部召开的中国卫生经济学会老年健康专业委员会成立大会暨首届学术论坛——"我国和国际健康养老的现状和挑战"，并受邀担任该学术委员会副主任委员。

（212）2017年5月19日上午，由京津冀三地爱卫办发起的"京津冀健康城镇建设工作座谈会"在河北省迁安市举行。北京市西城区、天津市和平区、河北省迁安市签署了健康城市协作框架协议。会上，宣读了迁安共识，三方就健康城市建设达成共识共同签署了京津冀建设健康城市联盟框架协议。来自京津冀三地爱卫系统的工作人员及相关领域的专家共 60 余人参加会议，北京健康城市建设促进会受邀出席。

（213）2017 年 7 月 6 日，海南省琼海市健康城市建设规划鉴定会在北京召开，人民日报社中国城市报总编辑杜英姿、全国爱卫办调研员王璐、琼海市委副书记刘坚、琼海市副市长洪锋、海南省爱卫办副调研员王豪激等领导和专家出席了本次会议。北京健康城市建设促进会理事长王鸿春研究员主持本次会议。

（214）2017 年 7 月 18 日，中国—世界卫生组织 2016—2017 双年度合作项目经验交流培训会在北京召开，北京健康城市建设促进会项目组参加本次会议。

（215）为全面贯彻全国卫生与健康大会精神和《"健康中国 2030" 规划纲要》，落实刘延东副总理 5 月 12 日在爱国卫生运动 65 周年暨全国爱国卫生工作座谈会上的讲话精神，进一步推进卫生城镇创建和健康城市健康村镇建设。2017 年 7 月 27~28 日，全国爱卫办在山东省威海市召开全国卫生城镇和健康城市工作经验交流会，并与世界卫生组织联合召开健康城市研讨会。北京健康城市建设促进会理事长王鸿春受邀作为专家参加本次会议。

（216）为实施"健康中国"战略，统筹推进健康村镇和健康城市同步建设，全面落实健康细胞工程建设，2017 年 8 月 1~3 日，人民日报社中国城市报副总编辑高秀珍、中国城市报中国健康城市研究院院长王鸿春、社会科学文献出版社社会政法分社总编辑曹义恒、人民日报社中国城市报全媒体运营部总监张志辉、北京健康城市建设促进会宣传部副主任夏吴雪到安徽盛世天源国际养生文化发展有限公司考察，对天悦湾康养度假区健康环境、健康产业、健康管理等进行深入调研。

（217）2017 年 8 月 8 日，《健康社区建设规范（初稿）》（以下简称《规范》）讨论会在全国爱卫办举行。北京健康城市建设促进会课题组和中国社区卫生协会课题组参会，向国家卫计委疾控局副局长、全国爱卫办副主任张勇和全国爱国卫生工作办公室主任李全乐、全国爱卫办调研员王璐汇报了《规范》的编写情况，并听取了张勇副局长的修改意见。

（218）2017年8月24日，北京健康城市建设促进会前往安徽省黄山市黄山区猴坑村调研，北京健康城市建设促进会理事长王鸿春、副理事长刘炳武、秘书长赫军一行前往。

（219）2017年9月7日，中国城市报中国健康城市研究院、日本经营管理教育协会、北京健康城市建设促进会和北京健康城市建设研究中心在北京市天坛公园举办了2017中日民间健康城市建设研讨会。

（220）2017年9月15日，研究基地年度报告建设项目立项下达及启动会在社会科学文献出版社召开，北京健康城市建设促进会理事长、北京健康城市建设研究中心主任王鸿春研究员出席本次会议。健康城市建设研究中心项目《北京健康城市建设研究报告》入选北京市哲学社会科学研究基地年度报告项目，并连续三年获批立项。

（221）2017年9月23日，以"健康骑行迎奥运，换碳骑行保蓝天"为主题的大型全民健身活动月高潮日活动在先农坛体育场举行，近千名北京自行车爱好者和天津、河北的自行车骑友共同开展了一次大型骑行活动，为活动月画上了圆满的句号。这次高潮日大型骑行活动由北京市体育局、北京市交通委、北京市环保局、北京市体育总会联合主办。北京健康城市建设促进会理事长王鸿春受邀出席活动。

（222）2017年10月19日，北京健康城市建设促进会课题组前往北京市民政局对"互联网助推现代殡葬转型升级研究"课题进行中期汇报。北京健康城市建设促进会理事长王鸿春研究员对课题总体情况进行了介绍，宣传部副主任夏吴雪进行了课题成果汇报。

（223）2017年11月2日，中国城市报中国健康城市研究院院长、北京健康城市建设促进会理事长王鸿春研究员受邀参加北京市民委举办的怀柔区长哨营满族乡三岔口村策划设计方案论证会，实地察看了三岔口村的村容村貌、基础设施建设、产业发展、村民生活等情况，听取了规划设计院有关负责同志关于三岔口村村域环境及旅游策划设计方案编制情况的介绍，并发表论证意见。

（224）2017年11月7日，中国健康城市建设高层论坛暨《健康城市蓝皮书》之《中国健康城市建设研究报告（2017）》《北京健康城市建设研究报告（2017）》发布会在北京召开。本次大会由全国爱国卫生运动委员会办公室和世界卫生组织驻华代表处指导，中国城市报中国健康城市研究院、中国医药卫生事业发展基金会、社会科学文献出版社、北京市健康促进工作委员会、北京市哲学社会科学规划办公室、首都社会经济发展研究所、北京健康城市建设促进会和北京健康城市建设研究中心共同主办。

（225）2017年11月8日，北京市召开"全面学习宣传贯彻党的十九大精神 建设健康北京暨纪念爱国卫生运动65周年会议"。北京市副市长卢彦出席会议并讲话。北京市卫生计生委主任雷海潮总结了"十二五"以来全市爱国卫生工作和健康北京建设工作情况。国家卫生计生委、中直机关管理局、中央国家机关事务管理局、军委后勤保障部卫生局、武警北京总队的相关负责同志，各区政府、市爱卫会各委员部门的分管负责同志以及全市卫生计生系统有关单位的主要负责同志200余人参加会议。

（226）2017年11月12日，国家卫计委疾控局副局长、全国爱卫办副主任张勇、人民日报社中国城市报总编辑杜英姿、中国城市报中国健康城市研究院院长王鸿春、全国爱国卫生工作办公室主任李全乐，在天坛公园就全国爱卫办、人民日报社中国城市报社共同加强国家卫生城市与健康城市宣传推广问题进行了会谈。

（227）为贯彻落实党的十九大精神，深入开展爱国卫生运动，推进健康城市健康村镇建设，促进健康社区等"健康细胞"建设广泛开展，全国爱卫办组织起草了《健康社区建设规范（讨论稿）》，并于2017年11月16日在国家卫计委召开会议，对《健康社区建设规范（讨论稿）》及有关工作进行专题讨论。国家卫计委疾控局副局长、全国爱卫办副主任张勇主持本次会议。北京健康城市建设促进会理事长王鸿春研究员出席了本次会议。

（228）2017年12月5～8日，国家卫计委疾控局副局长、全国爱卫办副主任张勇、人民日报社中国城市报总编辑杜英姿、中国城市报中国健康城市研究院院长王鸿春一行健康城市调研组前往海南省琼海市考察健康城市建设工作。

（229）2017年12月11日，中国—世界卫生组织2016—2017双年度合作项目对健促会负责课题"起草《健康细胞工程管理办法》《健康社会建设指导规范》和开展健康城市建设评价工作"进行了第二阶段的现场评估。

（230）2018年1月31日，北京健康城市建设促进会2018年工作会议在北京国际饭店召开，理事长王鸿春主持会议，副理事长卢永总结2017年工作，副理事长王微介绍2018年工作计划。全国爱卫办主任李全乐讲话，总结2017年全国爱卫办在健康城市建设方面的工作，并介绍2018年全国爱卫办的工作计划和安排。

（231）2018年2月2日，中国—世界卫生组织2016—2017双年度合作项目总结会在北京举办，北京健康城市建设促进会作为项目执行单位参加本次会议。会上，国家卫计委国际司司长张扬、世卫组织驻华代表处代表施南发表致辞。"中国医养结合现状及推进策略研究""中国HBsAg阳性母亲的新生儿免疫后血清学监测试点项目"等6个优秀案例进行了展示。

（232）2018年3月5日，北京市卫计委和爱卫办在北京宣武门商务酒店召开北京市健康促进和爱国卫生工作会。北京健康城市建设促进会受邀参加本次会议。市卫计委健促处处长汤伟民主持会议，市卫计委副巡视员、爱卫办主任刘泽军出席会议并讲话。

（233）2018年3月，全国爱国卫生运动委员会发布《全国健康城市评价指标体系（2018版）》。该指标体系紧扣中国健康城市建设的目标和任务，共包括5个一级指标、20个二级指标、42个三级指标，能比较客观地反映各地健康城市建设工作的总体进展情况。这标志着中国健康城市建设正式迈入了新的发展阶段。

（234）2018年3月，受三亚市爱卫办委托，北京健康城市建设促进会承接《三亚市健康城市健康村建设规划（2018～2020年）》编制工作。3月5～9日，课题组中国健康教育中心副研究员柴燕、北京健康城市建设促进会宣传部副主任夏吴雪前往三亚调研，并与三亚市爱卫办等相关领导召开健康城市健康村建设推进座谈会。

（235）2018年3月22日，2018年北京市引智项目评审会在北京外国专家大厦召开，北京健康城市建设促进会理事长王鸿春研究员作为受邀专家出席了此次会议。

（236）2018年3月27日和28日，为确保第三批健康促进区创建工作顺利完成，市卫生计生委联合北京市疾控中心，东城区、怀柔区疾控中心的专家顺利完成对西城区和门头沟区的健康促进区调研和督导工作。督导组由市卫计委刘泽军委员和汤伟民副处长领队。此次督导工作顺利完成，掌握了两区各项工作的最新进展，厘清了工作思路，发现了不足，明确了下一步工作的重点和方向，对两区的创建工作起到了积极的推动作用。

（237）2018年4月11日，北京市健康促进工作委员会办公室、北京市爱国卫生运动委员会办公室联合举办"推进健康北京建设"主题培训班。中国疾控中心环境所所长施小明围绕健康国家战略与健康中国建设，从健康国家战略概况、重要国家战略剖析、健康中国2030规划、启示与建议四个方面进行培训。市卫生计生委委员刘泽军就《"健康北京2030"规划纲要》核心精神、首都公共卫生体系优势及短板、加强首都公共卫生三年行动计划的目标与项目等内容进行了讲解。

（238）2018年4月13日，2018年北京市哲学社会科学规划工作会在北京会议中心召开，北京健康城市建设研究中心参加本次会议。此次会议主要对2017年北京社科规划管理工作进行总结，部署2018年度工作，启动项目申报，并对2018年项目申报工作的变化进行说明。

（239）2018年4月16~17日，第十二届中国（河南）国际投资贸易洽谈会2018健康中原全球论坛暨一带一路大健康产业国际合作大会在郑州举行，论坛由九三学社河南省委员会、河南省卫生和计划生育委员会等联合承办，北京健康城市建设促进会理事长王鸿春研究员作为受邀专家参加了本次论坛。

（240）北京健康城市建设促进会受北京市体育局委托，承接"京津冀全民健身一体化协同发展研究""北京市全民健身城乡一体化发展研究""北京市全民健身休闲产业发展研究""北京市全民健身与冬奥互助研究"4

项课题研究。2018 年 4 月 18 日，北京市体育局课题专家论证会召开。北京健康城市建设促进会理事长王鸿春主持了本次会议。

（241）2018 年 4 月 23 日，北京市举办了"健康中国行"——2018 年北京健康科普专家机关巡讲启动会。

（242）2018 年 5 月，为有效降低本市蚊虫密度，预防蚊媒传染病暴发流行，北京市爱卫会计划开展"健康北京灭蚊行动"。为更好完成灭蚊行动各项工作，5 月 9 日，市爱卫办在北京会议中心召开灭蚊工作部署暨培训会。北京健康城市建设促进会参加本次会议。

（243）2018 年 5 月 7 日，王鸿春等完成北京市社会科学基金重点项目《健康城市建设的中国经验与发展路径研究》。

（244）2018 年 5 月 9 日，北京市爱卫会和北京市卫生计生委联合启动健康北京灭蚊行动，主题为"清洁家园，灭蚊防病"。会上，市卫生计生委副巡视员、市爱卫会办公室主任刘泽军向媒体介绍了 2018 年灭蚊行动的主要安排。行动分为宣传培训、环境卫生整治、集中灭蚊和评估总结 4 个阶段，8 月 13～17 日定为全市统一灭蚊活动周。本次灭蚊的重点场所是居民社区、单位院落、公园绿地、河湖沟渠、拆建工地、市政地下管井和其他蚊虫易滋生环境。遵循治本清源、安全环保、科学有效的原则，以滋生地清理为根本措施，辅以物理、生物防治手段，必要时采用化学防治方法。

（245）2018 年 5 月 20 日，第四届中国与全球化论坛"互塑和推动——改革开放与全球化的新未来"在北京举行，此次论坛由全球化智库主办，北京健康城市建设促进会理事长王鸿春研究员受邀出席。

（246）2018 年 5 月 21～27 日，中国城市报中国健康城市研究院组织专家先后赴海南省琼海市和三亚市实地调研，了解琼海市、三亚市健康城市健康乡村建设情况。其间，考察了博鳌镇沙美村、南强村，三亚市青塘村、中廖村等几个美丽乡村；考察了三亚亚龙湾国际玫瑰谷、海棠湾·上工谷等健康产业。

（247）2018 年 5 月 26 日，第 71 届世界卫生大会通过"3 个 10 亿"的健康目标，即 2019 年至 2030 年要实现全民健康福利覆盖人口新增 10 亿人，发生突发卫生事件时受到更好保护的人口新增 10 亿人，健康得到改善的人口新增 10 亿人。

（248）2018 年 5 月 26 日，由人民日报社中国城市报发起主办的 2018 中国城市大会在人民日报社国际报告厅举办。北京健康城市建设促进会受邀出席大会。会上，中国品牌城市提名城市（地级市）榜单进行试发布，并以"总结城市品牌创建经验，促进城市高质量发展"为主题进行交流研讨。

（249）2018 年 5 月 28～30 日，由京津冀三地爱卫会和卫计委联合主办的京津冀健康城市建设第二届峰会在天津市滨海新区举办。本次峰会的主题是"携手新时代 共享大健康"。国家卫生健康委员会疾控局监察专员常继乐、世界卫生组织驻华代表高力出席会议并发言，北京健康城市建设促进会作为相关科研机构受邀参加此次峰会。

（250）2018 年 5 月 29 日，在全球化智库（CCG）北京总部会议室，来华访问的红十字国际委员会主席彼得·毛雷尔做了名为"国际人道机构与中国企业的经验分享与合作"的主题演讲。此次活动由全球化智库主办，北京健康城市建设促进会理事长王鸿春研究员受邀出席活动。

（251）2018 年 6 月 7 日，在北京国际饭店，中国城市报中国健康城市研究院、日本经营管理教育协会、北京健康城市建设促进会、北京健康城市建设研究中心共同举办 2018 中日民间健康产业研讨会。

（252）2018 年 6 月 12 日，为贯彻落实《中共中央国务院关于实施乡村振兴战略的意见》《国务院关于进一步加强新时期爱国卫生工作的意见》《农村人居环境整治三年行动方案》精神，进一步深入开展爱国卫生运动，全国爱卫办在上海市奉贤区举办爱国卫生工作研讨会。北京健康城市建设促进会理事长王鸿春研究员受邀出席本次会议，并做题为"健康城市建设的发展路径与对策研究"的发言。

（253）2018 年 7 月 25 日，北京健康城市建设促进会完成北京市体育局委托课题"全民健康休闲产业发展研究"。

（254）2018 年 7 月 30 日，海南省保亭黎族苗族自治县健康城市健康村镇建设规划专家评审会，在北京市鲁弘宾馆举行。会议通过了由北京健康城市建设促进会组织专家编制的《保亭县健康城市健康村镇建设规划（2018—2025年）》（征求意见稿）。

（255）2018年8月3日，以"新时代的皮书：未来与趋势"为主题的第十九次全国皮书年会在山东烟台开幕，会议由中国社会科学院主办，社会科学文献出版社、山东社会科学院和鲁东大学联合承办。《北京健康城市建设研究报告（2017）》获得"优秀皮书奖"一等奖。《北京健康城市建设研究报告（2019）》被授权使用"中国社会科学院创新工程学术出版项目"标识。

（256）2018年8月27日～9月1日，北京市健康促进工作委员会、北京市卫生和计划生育委员会、北京市教育委员会、北京市体育局和北京市总工会联合开展2018年"健康北京周"主题宣传活动。这是北京市第二次多部门联合开展以"共筑健康北京 共享健康生活"为主题推进健康北京建设的一项创新举措，此后每年都组织系列宣传活动，开展系列健康服务，推出健康"5+1"全民健康行动。

（257）自2018年9月起，北京市在全市范围开展"健康北京"社区健康风采文艺作品评选活动。目的在于鼓励和支持社区居民创作紧扣健康北京主题、贴近百姓生活的健康题材文艺作品，为市民提供展现健康风貌的平台，形成全社会广泛参与、崇尚健康的文化氛围。同时，让市民在寓教于乐中学习健康知识，掌握健康技能，从而提高健康素养。

（258）2018年9月为"世界无车日"大型全民健身活动月。在北京市总工会的组织下，由金融街、CBD、中关村、总部基地和亦庄五大高新园区百家企业员工和骑行爱好者倡导，践行"每天多骑一公里"的口号。9月22日，健身活动月高潮日仪式在北京市先农坛体育场举行，为期一个月的健康骑行活动达到新的高峰。

（259）2018年9月20日，北京市社科规划办在社会科学文献出版社召开了"2018年研究基地年度报告出版工作"座谈会。王鸿春研究员作为中国社会科学院第九届优秀皮书奖一等奖作品《北京健康城市建设研究报告

（2017）》的项目负责人进行了经验介绍。

（260）2018 年 9 月 27 日，北京健康城市建设促进会在北京国际饭店召开会员大会换届筹备会。会议审议并通过了北京健康城市建设促进会第一届理事会工作报告，北京健康城市建设促进会第一届监事会工作报告，北京健康城市建设促进会章程（修订稿），北京健康城市建设促进会第二届理事会、监事会人员名单（征求意见稿），北京健康城市建设促进会换届大会会议议程等材料。

（261）2018 年 10 月 11 日，北京健康城市建设促进会课题组赴海南省三亚市，与三亚市爱卫办及相关部门负责人召开"三亚市健康规划"座谈会。

（262）2018 年 10 月 21～23 日，受海南省三亚市爱卫办委托，北京健康城市建设促进会课题组前往三亚市进行 2018 年度健康城市健康村镇建设工作评价，走访调研了海棠区、吉阳区、天涯区、崖州区等 4 个区和部分村，现场实地调研，与相关部门进行座谈，查看资料并形成评价报告。

（263）2018 年 10 月 23～25 日，受海南省琼海市爱卫办委托，北京健康城市建设促进会课题组前往琼海市进行 2018 年度健康城市健康村镇建设工作评价，走访调研了博鳌镇、长坡镇、塔洋镇、阳江镇、龙江镇等五个镇和部分村，现场实地调研，与相关部门进行座谈，查看资料并形成评价报告。

（264）2018 年 11 月，受新疆维吾尔自治区克拉玛依市爱卫办委托，北京健康城市建设促进会承接"健康克拉玛依基线调查及规划项目"。11 月 25～28 日，课题组前往克拉玛依市调研，与克拉玛依市爱卫办等相关领导召开座谈会，先后对新疆克拉玛依市中心医院、新疆油田分公司采油一厂、克拉玛依市第二小学、天山路街道社区卫生服务中心、北京师范大学克拉玛依附属学校等 5 个重点场所进行了实地调研。

（265）2018 年 12 月 12～13 日，北京健康城市建设促进会接待外省市健康城市建设考察组，实地考察了西长安街街道义达里社区、怀柔区前辛庄村和龙湖新村社区。

（266）2018年12月13日，中国健康城市建设高层论坛暨《健康城市蓝皮书》之《中国健康城市建设研究报告（2018）》《北京健康城市建设研究报告（2018）》发布会在北京国际饭店举行。两本蓝皮书于2018年12月14日被国家图书馆收藏。

（267）2018年12月20日，北京健康城市建设促进会（简称"健促会"）第二届第一次会员大会在鲁弘宾馆召开。大会通过举手表决方式全票通过了健促会新章程和选举办法，全体会员无记名投票全票通过产生了健促会第二届理事、监事。

（268）2019年1月，"全国健康城市评价培训班"举办。培训班介绍了《全国健康城市评价指标体系（2018版）》（简称《指标体系》）指标的内涵、作用和筛选原则，指出38个试点城市的预评价工作，选取了《指标体系》42个评价指标中的37个进行了评价分析。

（269）2019年1月20～23日，北京健康城市建设促进会王鸿春理事长陪同中国抗衰老促进会老龄工作委员会孙存普主任等4人前往大别山天悦湾温泉康养度假区，就温泉养生等级、中医药药材基地和筹建抗衰老中心等项目进行考察。

（270）2019年2月12日下午，北京健康城市建设促进会理事长王鸿春等前往北京融合医学发展基金会共商合作事宜，北京融合医学发展基金会领导班子全体成员同王鸿春理事长会谈。

（271）2019年2月13日下午，北京健康城市建设促进会理事长王鸿春等前往北京汽车工程学会，就两个社会团体的发展情况以及日后合作等事宜进行交流。北京汽车工程学会领导班子成员同王鸿春理事长会谈。

（272）2019年3月27日，2019年北京市哲学社会科学规划工作会召开。市委宣传部常务副部长赵卫东、市教委副主任叶茂林出席会议并讲话。会议由市社科联主席沈宝昌主持，市社科联党组书记、常务副主席、市社科规划办主任张淼做工作报告。北京健康城市建设研究中心工作人员参加本次会议。

（273）2019年3月30日，北京健康城市建设促进会理事长王鸿春研究员和中关村长策产业发展战略研究院院长马仲良研究员前往云禾（浙江）科技集团有限公司，就健康社区进行调研。

（274）2019 年 4 月 2 日，北京健康城市建设促进会理事长王鸿春研究员前往南京调研，与航天科工集团公司经济管理研究所科研人员、航天智库建设中心负责人丁磊就《健康城市蓝皮书：中国健康城市建设研究报告（2019）》"健康产业篇"进行交流。

（275）2019 年 4 月 9 日，北京健康城市建设促进会理事长王鸿春研究员和中关村长策产业发展战略研究院院长马仲良研究员前往大栅栏养老社区进行调研，考察了养老驿站。

（276）2019 年 4 月 23 日，北京市卫生健康委举办了《健康北京人——全民健康促进十年行动规划》终期评估数据分析及报告撰写培训班。来自16 个区县的卫生健康委主管评估工作负责人和参与评估数据分析、报告撰写的专业技术人员共计 70 余人参加了培训。北京健康城市建设促进会工作人员参加此次培训。

（277）2019 年 5 月 17 日，由北京市委宣传部、市科委、市科协、市妇联、市社科联、市社科规划办和西城区委区政府等单位共同举办的"2019·北京社会科学普及周暨西城区第八届社会科学普及周"在北京大观园隆重开幕。本届科普周的主题是"大力弘扬社会主义核心价值观，推进新时代文明实践中心建设"。北京市社科规划办研究基地北京健康城市建设研究中心参加本次活动。

（278）2019 年 5 月 24 日，北京市卫生健康委（市爱卫办）召开全市涉农区改厕工作例会，传达市政府关于改厕工作的指示要求，并听取各区改厕工作汇报，了解全市改厕工作进展情况。截至 4 月底，全市 1081 个任务村共计划改造 83827 座户厕，已完成 6316 户，完成率为 7.53%。会议要求，下一步各区要继续强化责任意识，在尊重农户意愿的基础上，因地制宜合理选择改厕类型，结合美丽乡村建设，扎实推进改厕各项任务。

（279）2019 年 5 月 31 日，为纪念第 32 个世界无烟日，在《北京市控制吸烟条例》实施 4 周年之际，在国家卫生健康委员会、全国爱国卫生运动委员会办公室的支持下，由北京市爱国卫生运动委员会、北京市卫生健康委员会主办，北京市疾病预防控制中心、北京市控制吸烟协会承办的"无烟城市建设北京国际论坛"在京成功举办。来自美国、丹麦、越南、菲律宾、印度、印度尼西亚等国家和香港、澳门特区以及北京、上海、河北、山西、内蒙古、深圳、杭州等省区市的控烟专家会聚北京，探讨推进无烟环境建设的策略和发展规划。北京市爱卫办各成员单位负责同志，市区卫生健康委、疾控中心、卫生监督所的控烟管理人员和专业技术人员以及首都控烟志愿者200余人参加了论坛。

（280）2019年6月6日，根据国务院办公厅《关于全面推行行政规范性文件合法性审核机制的指导意见》精神，按照《国家卫生健康委行政规范性文件合法性审查工作管理办法》的要求，中国社区卫生协会召开专题会议，对《健康社区建设规范（试行）》的合法性进行审查。北京健康城市建设促进会作为项目合作单位参加本次会议。

（281）2019年6月11～13日，为做好琼海市公共政策健康影响评价工作，更好地将健康融入所有工作，更加顺利地完成《关于琼海市公共政策健康影响评价工作的指导意见》的编写任务，北京健康城市建设促进会课题组赴海南省琼海市，与琼海市爱卫办召开"琼海市公共政策健康影响评价"座谈会。

（282）2019年6月25日，北京健康城市建设促进会理事长、中国城市报中国健康城市研究院院长王鸿春研究员，受邀前往秦皇岛市惠斯安普医学系统股份有限公司考察调研。惠斯安普医学系统股份有限公司董事长陈忠林陪同王鸿春研究员参观了HRA体验中心。

（283）2019年7月5～7日，中国城市报中国健康城市研究院院长、北京健康城市建设促进会理事长王鸿春，北京立方社会经济研究院院长李军，前往海南省海口市、三亚市就健康城市和人群健康测评模式进行了调研。

（284）2019年7月15日，《国务院关于实施健康中国行动的意见》《国务院办公厅关于印发健康中国行动组织实施和考核方案的通知》《国务院办公厅关于成立健康中国行动推进委员会的通知》发布。

（285）2019 年 7 月 16～18 日，北京健康城市建设促进会理事长、中国城市报中国健康城市研究院院长王鸿春研究员前往奥伦达部落原乡小镇考察调研。7 月 16 日下午，奥伦达部落董事长、奥伦达部落原乡小镇镇长王仙山同王鸿春研究员就康养小镇建设进行了交流。7 月 17 日上午，王鸿春研究员受邀参观了奥伦达部落原乡小镇身心健康（医学）博物馆。

（286）2019 年 7 月 18 日，"健康中国行动"启动仪式在京举行。中央政治局委员、国务院副总理、健康中国行动推进委员会主任孙春兰宣布健康中国行动启动，并与国家卫生健康委员会主任马晓伟、教育部部长陈宝生、国家体育总局局长苟仲文、国务院副秘书长丁向阳、北京市市长陈吉宁等共同启动了健康中国行动。北京健康城市建设促进会受邀参加本次活动。

（287）2019 年 7 月 29 日，为全面深化爱国卫生运动，推动海南省保亭黎族苗族自治县健康城市健康村镇创建工作，提高群众生活水平、优化环境质量，确保 2019 年健康城市、健康村镇、健康细胞等创建工作有序推进，保亭黎族苗族自治县举办"创建健康城市健康村镇"培训班。中国城市报中国健康城市研究院为本次培训提供技术支持。

（288）2019 年 8 月 7 日上午，为贯彻落实海南省爱卫会《关于切实加强健康城市健康村镇建设工作的通知》（琼爱卫〔2019〕3 号）的要求，加快推进三亚市健康城市健康村镇建设，"三亚市 2019 年健康城市健康村镇建设工作培训班"在三亚法官进修学院举行。中国城市报中国健康城市研究院为本次培训提供技术支持。

（289）2019 年 9 月 5 日，为深入探索健康城市发展建设之道，促进中日民间交流，由中国城市报中国健康城市研究院、日本经营管理教育协会、北京健康城市建设促进会、北京健康城市建设研究中心共同举办的"2019 中日民间健康城市国际研讨会"在北京鲁弘宾馆举行。

（290）2019 年 9 月 6 日，北京全球健康中心在"第一届全球健康中心论坛暨 2019 年北京流感防控技术与策略国际研讨会"上宣布成立。北京市疾控中心主任曾晓芃担任北京全球健康中心主任。该中心由北京市疾病预防控制中心联合北京地坛医院、北京佑安医院、北京朝阳医院、北京友谊医院、北京急救中心等医疗机构组成。该中心成立后将加强与一带一路沿线国家和非洲拉美等地区的国家在人类命运共同体框架下开展合作交流以及人才培训，共享知识与信息，携手促进健康平衡发展。

（291）2019年10月13日，"2019全民健身健康骑行活动月"启动仪式在北京市先农坛体育场顺利举行。本次健康骑行月是由北京市体育局、北京市体育总会主办，北京市社会体育管理中心、北京市自行车运动协会、北京健康城市建设促进会承办。王鸿春理事长受邀参加了此次活动。

（292）2019年10月15～17日，北京健康城市建设促进会邀请陕西省铜川市耀州区健促办吕战胜研究员、北京大学医学部史宇晖教授、中国健康教育中心健康促进部钱玲博士组成专家组，对"琼海市双沟溪黑臭水体治理工程"展开健康影响试评价。

（293）2019年10月19日，为配合全民健身健康骑行活动月，将健康理念传递至北京市的家家户户，北京健康城市建设促进会副秘书长范冬冬随北京市自行车运动协会的骑行分队到密云区，举行以"深入革命老区，重走英雄路，缅怀革命先烈，为老区贫困家庭送温暖"为主题的健康骑行活动。

（294）2019年10月23日上午，"克拉玛依市建设健康城市指标体系基线调查及规划"项目专家评审会在北京市鲁弘宾馆举行。中国城市报中国健康城市研究院院长、北京健康城市建设促进会理事长王鸿春研究员主持本次会议。

（295）2019年11月15日，北京健康城市建设促进会申报的两项课题"北京健康城市建设研究报告（2020）"和"基于环境空气监测大数据提升健康北京城市精细化管理水平"被北京市社会科学界联合会、北京市哲学社会科学规划办公室批准立项，并分别获得了重点项目与一般项目立项证书。

（296）2019年11月11日，京津冀健康城市建设第三届峰会在河北省黄骅市隆重召开。本届峰会由北京、天津、河北三省（市）卫生健康委、爱卫会主办，沧州市爱卫会、黄骅市人民政府承办，以"健康京津冀，我们同行动"为主题，围绕慢性病防控、爱国卫生与健康城镇建设、控烟立法与无烟环境建设、健康行动健康促进、病媒生物控制与大型活动保障、健康产业内容做经验分享和交流。来自世界卫生组织、国家卫生健康委，以及京津冀等地的600人齐聚一堂，共商健康发展大计。

（297）2019年12月10日，中国健康城市建设高层论坛暨《健康城市蓝皮书》之《中国健康城市建设研究报告（2019）》《北京健康城市建设研究报告（2019）》发布会在北京国际饭店举行。本次大会由中国健康教育中心、人民日报社中国城市报、北京市卫生健康委员会和北京市社科联、市社科规划办指导，中国城市报中国健康城市研究院、中国医药卫生事业发展基金会、社会科学文献出版社、首都社会经济发展研究所、北京健康城市建设促进会、北京市社科规划办、北京健康城市建设研究中心共同主办。

（298）2019年12月12日，北京市卫生健康委、市爱卫办召开北京市冬季控烟工作部署会。会上，市爱卫办介绍了2019年北京市控烟工作及下一阶段的工作重点，市卫生健康监督所分析了2019年全市控烟监督执法情况，中国疾控中心和北京市疾控中心控烟办分别介绍无烟党政机关建设要求及2019年北京市控烟暗访结果。市爱卫会成员单位、市卫生健康委相关处室和直属单位，各区卫生健康委、爱卫办、卫生健康监督所、疾控中心、有关社会团体相关负责同志以及市控烟专家委员会成员共140余人参加了会议。

（299）2019年12月27日，北京健康城市建设促进会通过内部自查自评、专家现场评估等环节层层筛选，获得北京市民政局授予的中国社会组织评估5A级证书及标志牌。这是北京健康城市建设促进会自2014年首次参评获得5A等级后第二次获此殊荣。

（300）2020年1月3日，北京健康城市建设促进会与中国红十字基金会签署"项目资助协议书"，北京健康城市建设促进会将从"健康北京十五年回顾与发展研究""不良情绪的管理与慢性病防治研究"两个方面开展研究工作，推进健康中国建设，完善国民健康政策。

（301）2020年1月10~23日，北京健康城市建设促进会积极筹备、统筹协调，在王鸿春理事长的带领下，积极开展《健康城市蓝皮书》之《中国健康城市建设研究报告（2020）》《北京健康城市建设研究报告（2020）》的约稿工作。

（302）2020年1月14~15日，北京健康城市建设促进会课题组赴新疆维吾尔自治区克拉玛依市，参加2019年克拉玛依市医改重点工作汇报会暨"克拉玛依市建设健康城市指标体系基线调查及规划"项目和"克拉玛依市'十四五'健康城市疾病防控体系建设思路及举措研究"项目结题汇报会。会上，课题组向克拉玛依市卫健委、市发改委、市委研究室、市统计局等部门领导做了全面汇报。

（303）2020年1月19日起，北京市启动冬春季爱国卫生运动，开展冬春季常见疾病健康知识宣传、病媒生物防制、环境卫生整治等各项群众性爱国卫生活动，重点对各农贸市场开展自查自检，加强整改，落实长效管理机制，为冬春季传染病防控和2020年爱国卫生月工作打好环境基础。全市各区在冬季灭鼠工作的基础上，以居民社区和农贸市场为重点，持续开展病媒生物防制工作。

（304）2020年2月26日，北京健康城市建设促进会与海南省琼海市爱国卫生运动委员会办公室合作，签署"琼海市健康城市建设智库服务协议"，智库服务包括开展公共政策健康影响评价试点工作，开展媒体健康科普能力建设工作，开展琼海市健康城市典型案例研究工作，开展琼海市健康村镇、健康单位建设效果评价工作，开展《琼海市健康城市建设规划（2021—2025年）》编制工作，共5项内容。

（305）2020年3月17日和3月31日，为进一步规范内部组织管理，北京健康城市建设促进会积极参加北京市社会团体管理办公室组织的年检年报培训工作。受新型冠状病毒肺炎疫情的影响，此次年检年报培训会和答疑会以钉钉线上直播的形式召开。

（306）2020年3月28日，北京健康城市建设促进会理事长王鸿春与人民日报社中国城市报、中国健康教育中心、首融健投实业（北京）有限公司等单位相关领导和负责人召开座谈会，共同商讨推进健康中国、健康北京建设的相关事宜。

（307）自 2020 年 4 月 1 日起，北京市爱卫会以"防疫有我，爱卫同行"为主题，在全市开展第 32 个爱国卫生月活动。全市各级爱国卫生组织和广大群众积极响应，营造了全民防控疫情、清洁环境、促进健康的爱国卫生共建共治共享的新局面。在爱国卫生月期间，各区用好"小巷管家""老街坊""西城大妈""朝阳群众"等基层群众工作特色名片，利用党员回社区报到等机制，组织发动群众，广泛开展周末卫生日、城市清洁日等活动。爱国卫生月期间，全市累计组织发动群众 308 余万人次，坚持开展周末大扫除、城市清洁日等活动，共清运垃圾 42 万吨，处理病媒滋生地 77 万处，整治各类超市市场 2962 个，投放鼠药近 100 吨。

（308）2020 年 4 月，北京市社会组织发展服务中心分别于 9 日和 16 日组织开展"疫情在线专题分享"活动，邀请社会组织以钉钉线上直播的形式进行抗击疫情故事分享，北京健康城市建设促进会积极参加分享会，向其他社会组织学习疫情防控相关知识。

（309）2020 年 4 月 11 日，北京健康城市建设促进会理事长王鸿春，首融健投实业（北京）有限公司董事长杨保志、副总裁白洁一同拜访中国医药卫生事业发展基金会创始人、中国城市报中国健康城市研究院名誉院长王彦峰教授，商讨关于成立"健康产业联盟"的相关事宜。

（310）2020 年 4 月 17 日，北京市社会组织管理中心组织"社会团体政策解析"主题分享会，以钉钉线上直播的形式进行，北京健康城市建设促进会积极参加此次分享会。

（311）2020 年 4 月 17 ~ 24 日，健康北京行动推进委员会办公室等 10 部门联合起草《首都市民卫生健康公约》（征求意见稿），向社会公开征求意见。新修订的《首都市民卫生健康公约》（简称《卫生健康公约十条》）正式发布。

（312）2020 年 5 月 14 日，"健康北京十五年回顾与发展研究"课题组在北京健康城市建设促进会召开专家研讨会。王彦峰名誉院长、王鸿春理事长、王微副理事长、徐晓莉副秘书长和范冬冬副秘书长等参加了此次专家研讨会。

（313）2020年5月20～29日，为响应国家和北京市关于疫情防控的指示精神，北京健康城市建设促进会以腾讯会议的形式召开第二届理事会第二次会议，全体理事及监事共18人审议并通过了"北京健康城市建设促进会2019年度工作报告"。

（314）2020年5月30～31日，全市开展周末大扫除活动。各区充分利用"小巷管家""老街坊""西城大妈""朝阳群众"等基层群众工作特色名片，巩固发挥群防群控、共建共享机制，统筹突击性运动与常规性活动。活动期间，全市各区均开展了周末大扫除活动，累计组织发动群众19万人次，出动各类车辆8767辆（次），共清运垃圾1万余吨，清理卫生死角3.6万处，发放各类宣传材料30.9万份。

（315）2020年5月31日至6月6日，北京市开展2020年"健康北京周"主题宣传活动。自2017年以来，北京市已开展三届"健康北京周"宣传活动。3月30日，健康北京行动推进委员会印发《健康北京行动（2020—2030年）》，作为推进健康北京建设的具体实施路径，重点针对危害首都市民健康的主要危险因素，在全市实施20项具体健康行动。本次"健康北京周"宣传活动，结合健康北京行动任务内容和《首都市民卫生健康公约》条款，每日安排不同的宣传主题，以线上宣传形式为主。

（316）2020年6月11日，为强化党建引领，进一步完善北京健康城市建设促进会党建工作制度，积极筹备成立北京健康城市建设促进会流动党员支部委员会。北京健康城市建设促进会向中共北京市专业性社会团体联合委员会递交了"关于成立中共北京健康城市建设促进会流动党员支部委员会的请示"。

（317）2020年7月，北京新型冠状病毒肺炎疫情防控工作领导小组增加设立爱国卫生运动工作组，负责指导全市各区、各行各业建立健全爱国卫生运动组织机构；统筹推动各区、各部门开展爱国卫生运动工作；深入发动群众，改善城乡人居环境，加强公共卫生环境基础设施建设，推进城乡环境卫生整治，倡导文明健康绿色环保的生活方式；完成领导小组交办的其他任务。

（318）2020年7月20～24日，是全市第二个灭蚊蝇活动周，全市各街道（乡镇）、社区（村）积极行动，以环境治理为主，辅以物理、生物、化学防制手段，结合疫情防控，发动居民和志愿者清理卫生死角，清除蚊蝇滋生地。各区组织专业人员对集贸市场、垃圾箱、垃圾中转站、公共厕所等重点区域喷洒防制药品，降低蚊蝇密度。活动周期间，全市317个街道（乡镇）、6488个社区（村）组织12.1万名志愿者和884支专业防制队伍参加灭蚊蝇活动，清理卫生死角6.1万处，清除蚊蝇滋生地8.4万处，使用灭蚊蝇药品64.8吨，发放宣传品21万份。

（319）2020年8月1～3日，北京健康城市建设促进会理事长王鸿春等前往怀柔生存岛文化传播有限公司调研健康企业建设事宜。

（320）2020年9月3日，北京健康城市建设促进会组织6个北京市社会科学基金决策咨询项目和5个北京市社会科学基金规划项目向北京市社科联、市社科规划办申报。

（321）2020年9月9日，北京健康城市建设促进会获得北京市民政局出具的年检结论通知书，年检结果为合格。为积极落实《社会团体登记管理条例》和北京市民政局有关通知精神，进一步提高规范化建设水平，北京健康城市建设促进会每年都积极参加年度年检年报工作。

（322）2020年9月6～22日，"世界无车日"全民健身健康骑行月活动顺利举行。9月6日，500名骑行爱好者欢聚在先农坛体育场，拉开了全市为期一个月的健康骑行活动序幕。9月22日，以"建设城市副中心"和"体育送健康"为主题的"世界无车日"全民健身健康骑行月高潮日活动，在北京市东郊森林公园举行。本次活动由北京市体育局主办，北京市社会体育管理中心、北京自行车联盟、北京健康城市建设促进会承办。王鸿春理事长受邀参加此次活动，并为健康骑行活动鸣枪。

（323）2020年9月20～23日，北京健康城市建设促进会邀请陕西省铜川市耀州区健促办吕战胜研究员、中国健康教育中心健康促进部钱玲博士、北京大学医学部史宇晖教授组成专家组，对海南省琼海市"嘉积城区污水处理厂扩建工程"展开健康影响试评价。

（324）2020年9月24～27日，以"高质量发展场景下的皮书研创、出版与传播"为主题的第二十一次全国皮书年会（2020）在云南省昆明市举行。《健康城市蓝皮书》之《北京健康城市建设研究报告（2019）》和《中国健康城市建设研究报告（2019）》分别获得第十一届"优秀皮书奖"二等奖、三等奖。北京健康城市建设促进会理事长王鸿春研究员作为两部获奖作品的主编出席本次大会并上台领奖。

（325）2020年9月25日，北京市社科联组织召开经验交流会。北京市政协副主席、北京市社科联主席牛青山，北京市社科联副主席、北京市社科规划办副主任荣大力，社会科学文献出版社副总编辑蔡继辉，北京市社科联、市社科规划办智库工作部副主任刘军以及参加2020年皮书年会的北京市研创团体、组织代表等出席会议。北京健康城市建设促进会理事长王鸿春研究员受邀参加此次经验交流会，并在会上分享相关科研经验。

（326）2020年9月26日上午，在第二十一次全国皮书年会（2020）召开期间，以"健康中国绿色发展与皮书高质量研创"为主题的平行论坛举行。北京健康城市建设促进会理事长王鸿春研究员受邀参加此次平行论坛，并在论坛上发表题为"健康城市是推进健康中国的重要抓手"的主题演讲。

（327）2020年10月14日，北京健康城市建设促进会理事长、中国城市报中国健康城市研究院院长王鸿春研究员前往国家卫生健康委医院管理研究所，就两单位的发展情况以及日后合作事宜进行交流。国家卫生健康委医院管理研究所中国数字医学杂志社社长陈校云与王鸿春理事长会谈。

（328）2020年11月4～6日，北京市社会组织管理中心、首都社会组织促进会举办2020中央财政支持的社会组织管理人员培训班。北京健康城市建设促进会副秘书长兼办公室主任范冬冬参加此次培训。

（329）2020年11月6日，中共北京市专业性社会团体联合委员会在怀柔区生存岛拓展基地开展"长征永远在路上"主题教育党建活动。北京健康城市建设促进会副理事长王微参加此次活动。

（330）2020年11月9日，北京健康城市建设促进会组织相关领域专家对中国红十字基金会资助项目"健康北京十五年回顾与发展研究"和"不良情绪的管理与慢性病防治研究"进行了中期评估。课题组预计于12月完成项目预审稿，报中国红十字基金会审核。

（331）2020年11月18～20日，北京健康城市建设促进会参加了由北京健康教育协会、北京有害生物防制协会共同举办的"爱国卫生领导力专题培训班"，并将《北京健康城市建设研究报告（2019）》作为会议材料向参会人员发放。

（332）2020年11月27日，王鸿春理事长受邀前往中国医药卫生事业发展基金会，与王丹理事长深入座谈，商议设立"中国医药卫生事业发展基金会健康城市促进专项基金"的相关事宜。

（333）2020年12月17日，北京健康城市建设促进会向国家图书馆捐赠《中国健康城市建设研究报告（2020）》《北京健康城市建设研究报告（2020）》各2册共4本图书，国家图书馆向健促会颁发了捐赠证书。

（334）2020年12月20日下午，"2020琼海市健康城市建设智库服务"项目"琼海市健康城市建设规划（2020—2025年）"专家评审会，在北京健康城市建设促进会会议室举行，王鸿春理事长主持本次会议。中国健康教育中心健康促进部主任、北京健康城市建设促进会副理事长卢永副研究员，致公党中央医药卫生委员会特邀委员姚维副研究员，作为课题组成员出席了评审会。中国健康教育中心党委书记、主任李长宁研究员，国家卫健委规划发展与信息化司一级调研员王璐，国家卫健委卫生发展研究中心研究部副主任王秀峰研究员，作为评审专家出席了评审会，一致同意"琼海市健康城市建设规划（2020—2025年）"项目通过评审，并对评审结论出具了"专家评审表"。

（335）2020年12月23日下午，中共北京健康城市建设促进会（以下简称"健促会"）流动党员支部委员会成立大会在健促会会议室顺利召开。中共北京市专业性社会团体联合党委书记马乃簇宣读了《关于同意成立中共北京健康城市建设促进会流动党员支部委员会的批复》，并任命健促会副理事长王微为党支部书记。健促会理事长王鸿春，副理事长王微，副秘书长兼办公室主任范冬冬，副秘书长兼宣传部主任夏吴雪，助理张鑫、李芳等共同参与了此次会议。会上，在王鸿春理事长的提议下，健促会召开了第一次组织生活会，与会同志交流了自己工作的心得体会。

（336）2020年12月28日下午，中国健康城市建设高层论坛暨《健康城市蓝皮书》之《中国健康城市建设研究报告（2020）》《北京健康城市建设研究报告（2020）》发布会在北京国际饭店举行。本次大会由中国健康教育中心、人民日报社中国城市报、北京市卫健委、北京市社科联、市社科规划办指导，中国城市报中国健康城市研究院、中国医药卫生事业发展基金会、社会科学文献出版社、首都社会经济发展研究所、北京健康城市建设促进会共同主办，中国医药卫生事业发展基金会健康城市促进专项基金委员会、中国林学会森林疗养分会、中国数字医学杂志社、北京市东城区卫健委、江苏省苏州市卫健委、江苏省无锡市卫健委、浙江省桐乡市卫健委、海南省琼海市爱卫办、北京市社科规划办、北京健康城市建设研究中心、北京民力健康传播中心参与协办。会上，北京健康城市建设促进会同中国医药卫生事业发展基金会、中科众城（北京）资产管理有限公司联合发起成立"中国医药卫生事业发展基金会健康城市促进专项基金"，重点支持"健康知识微视化传播平台"和"健康城市建设智库服务体系"项目在相关城市的落地及开展。

# 后　记

经过长达一年的时间，《健康北京十五年：历史回顾与未来发展》一书终于编撰完成并成功付梓了。这一年是难忘的、不平凡的一年，从年初开始，突如其来的新型冠状病毒肺炎疫情给我们的国家、我们的城市布下一场前所未有的大考，实际上也是对我们多年来健康城市建设的一场大考。正因如此，认真全面地梳理健康城市建设的发展脉络与成功经验，具有特殊重要的意义。在此，我们将本书撰写过程中的相关情况向大家做一个简要汇报。

本研究课题获得中国红十字基金会（以下简称"中国红基会"）的支持。中国红基会是中国红十字会总会发起并主管、经民政部登记注册的具有独立法人资格的全国性公募基金会，其宗旨是弘扬人道、博爱、奉献的红十字精神，致力于改善人的生存与发展境况，保护人的生命与健康，促进世界和平与社会进步。2008年、2013年和2018年，中国红基会连续三次在全国性社会组织评估中获评"5A级基金会"。而北京健康城市建设促进会（简称"北京健促会"）是国内成立最早的健康城市建设智库组织，致力于打造面向全国的从事健康城市建设的宣传、咨询、服务、合作、创新五大平台。因工作政绩突出，2014年和2019年被北京市民政局授予中国社会组织评估"5A级优秀社团"的荣誉称号。两个5A级组织合作，"强强联手"，为高质量完成这一研究课题奠定了坚实基础。

2019年12月，"北京健康城市建设15年回顾与发展研究"项目组组建，项目正式启动。项目组组长由中国医药卫生事业发展基金会原理事长、中国城市报中国健康城市研究院名誉院长王彦峰教授担任，中国城市报中国健康城市研究院院长、北京健康城市建设促进会理事长王鸿春研究员担任常务副组长；中国城市报中国健康城市研究院研究员、高级记者郝中实和北京日报出版社原副总编辑、北京健康城市建设促进会副理事长王微担任项目副组长；书稿撰写工作主要由王鸿春、郝中实、曹义恒、范冬冬、张鑫、裴杰、李芳等同志完成；另有多位健康城市建设领域的研究者共同参与，保证研究成果的严谨性和权威性。

2020年1月，项目组根据本项目的研究特点和内容安排，完成了总体框架设计，并拟定写作大纲，收集整理所需的资料及文献，为项目的全面铺开创造条件。课题组经过反复研讨，最终将本项目的总体框架提纲确定为以下四个部分。

一是健康北京十五年的回顾与发展研究的价值分析。以时间轴串联，从健康城市建设的发展历程出发，介绍健康北京建设的发展背景，将健康北京十五年的建设历程以五年为一阶段共划分为三个发展阶段，即健康北京建设的起步阶段（2006～2010年）、全面发展阶段（2011～2015年）和加速发展阶段（2016～2020年），并从实践活动的开展、政策文件的支持和理论研究的探索三个方面进行梳理归纳。

二是健康北京建设相关指标推进情况分析。围绕健康环境、健康社会、健康服务、健康文化、健康产业、健康人群等健康北京建设的六大板块，对各阶段的健康城市建设进行评估，总结分析每个发展阶段指标完成和推进的情况。

三是梳理总结健康北京建设的成功经验和成果。包括打造完善政府主导的健康北京工作格局和工作机制；树立"大卫生、大部门、大北京、大地域"的大健康理念；积极动员城乡居民参与健康城市建设活动；因地制宜，开拓不同特色的健康实践之路；重视社会组织的推动力量、专家学者智库资源支持；积极推进健康社区、健康示范单位等健康细胞工程等共10个方面，以期形成可推广、可复制的健康城市建设经验。

四是在健康北京建设的优秀经验和重点难点问题中发掘新思路、新路径，提出北京健康城市建设的未来展望。包括完善健康北京建设管理长效机制；提升健康城市建设合力；进一步加强规划的组织实施和指标落实；进一步推广健康城市"细胞工程"；发挥健康管理在健康城市建设中的作用；在京津冀协同发展框架下共同加强生态文明建设；坚持科技创新和人才培养，助力健康城市建设，将健康融入所有政策，为健康北京建设提供有力保障等13个方面。

此外，将十五年来的健康北京大事记进行总结，并以附录形式收录在书稿末尾，形成资料性的研究成果。

2020年2~7月，项目组有针对性地进行调研采访。原计划选择北京和外省区市的典型单位进行调研采访，了解掌握其在健康城市建设中的创新情况，与北京健康城市建设的总体进展进行比较，充实和丰富研究报告，但因疫情影响这项工作只能以线上交流和资料征集方式进行。

课题组与北京市卫健委、北京市爱卫办、首都社会经济发展研究所、中国医药卫生事业发展基金会、人民日报社等单位密切沟通，通过邮件的形式广泛收集资料数据；通过线上视频会议的形式与健康城市、健康北京建设各领域的专家、学者进行研讨，确保了课题调研工作在疫情防控的大背景下得以顺利开展，保证了数据的真实性、客观性。

2020年5月14日，"健康北京十五年：历史回顾与未来发展"课题组在北京召开课题组研讨扩大会。王彦峰名誉院长、王鸿春理事长、郝中实研究员、王微副理事长、徐晓莉副主任和范冬冬副秘书长等参加了此次专家研讨会，对本项目提纲进行深入研究。王彦峰对提纲如何深化完善提出具体指导意见。

到2020年7月，根据所掌握的资料和调研成果，课题组撰写研究报告，系统梳理北京健康城市建设15年的经验和成果，并对下一步北京健康城市建设提出意见、建议。按照结构大纲将书稿主体的编撰工作分为4个部分，并指派相应专家和课题参与人员进行编撰，做到明确分工、责任到人，确保书稿各部分的撰写工作得以同时进行，保证了课题研究的进度，同时为后期书稿的修改与评审论证预留充足的时间。

2020 年 7~9 月，课题组有重点地对研究报告初稿组织初审会，征求意见建议。邀请专家、业界人士包括北京市卫生健康委员会原副巡视员、爱卫办主任刘泽军，北京市卫生健康委员会爱卫处处长汤伟民，北京市疾控中心健促办原副主任徐晓莉，北京市疾控中心健促办副主任韩晔等对研究报告初稿进行审阅、评价，并根据专家和业界人士意见对初稿做出修改、补充和调整。将专家提出的具体修改意见及建议补充的材料，都体现到修改稿中。本项目跨越健康北京建设十五年历程，为保障资料和数据的权威性，既吸纳了历年北京市政府工作报告的相关数据，又吸纳了包括《健康北京"十三五"发展建设规划中期评估报告》《健康北京人——全民健康十年行动规划》终期评估数据报告以及近五年的《健康城市蓝皮书》的相关内容。

到 2020 年 12 月，课题组完成报告文稿修改、定稿。邀请北京市社科院原院长王学勤、北京市社科联原巡视员马仲良、北京老年医院科主任陈雪丽等专家对项目文稿进行评审，项目被全票通过并获得高度评价。专家认为本报告通过回顾性分析，总结了 15 年来北京市健康城市建设发展中的成功经验和成果，提出了未来发展方向，研究成果对市委市政府的决策提供了参考依据。

《健康北京十五年：历史回顾与未来发展》是对北京健康城市建设 15 年历程的初步总结，期待从事健康城市建设的领导者、实践者、研究者给予关注和指导，期望能够对今后北京健康城市建设提供决策参考、研究资料、实践借鉴。在此，我们感谢中国红十字基金会、中国医药卫生事业发展基金会的领导和有关部门的支持、指导；感谢北京市卫生健康委员会、北京市爱国卫生运动委员会办公室、首都社会经济发展研究所、中国城市报社、北京市社会科学院、北京市疾控中心、北京日报报业集团等部门和单位领导、专家、学者的全力支持和亲身参与；感谢社会科学文献出版社政法传媒分社总编辑曹义恒及编辑团队的鼎力帮助；感谢首都经济贸易大学研究生裴杰、李芳等参与课题项目研究并做了很多具体工作……《健康北京十五年：历史回顾与未来发展》是多方齐心合力取得的成果，我们对所有为本课题研究做出贡献的各级领导、专家学者、创编团队表示诚挚谢意！谢谢大家！

在这份感谢名单里，我们要特别感谢北京健康城市建设的倡导者、见证者、实践者王彦峰教授，他的热情关怀和悉心指点为我们研究课题的顺利推进起到至关重要的作用。万万没有想到，2021 年 2 月 3 日传来王老因病医治无效不幸离世的噩耗，我们悲痛万分，深表哀悼！王老晚年几乎把全部精力都放到健康城市建设的事业上，即使在身体衰弱、出行困难的阶段，也一直关心、关怀北京健康城市建设的进程，为我们树立了精神楷模。每每想到这些，王老的音容笑貌就仿佛又浮现在我们眼前，让我们感怀不已、思念绵绵……这份研究成果也是我们为告慰王老交上的一份答卷。王老为健康城市建设无私奉献的精神将永远激励我们前行！

北京健康城市建设走过了 15 年的历程，成绩有目共睹，而展望未来，健康城市建设仍任重道远。北京要建设国际一流的和谐宜居之都，健康城市是外化形象也是内核追求。"十四五"已经开启，让我们大家共同努力，为北京健康城市建设书写新篇身体力行、增光添彩！

北京健康城市建设促进会

2021 年 5 月

## 图书在版编目（CIP）数据

健康北京十五年：历史回顾与未来发展 / 北京健康
城市建设促进会著. -- 北京：社会科学文献出版社，
2021.9

ISBN 978 - 7 - 5201 - 8924 - 8

Ⅰ.①健…　Ⅱ.①北…　Ⅲ.①城市卫生 - 概况 - 北京
Ⅳ.①R126

中国版本图书馆 CIP 数据核字（2021）第 169962 号

健康北京十五年：历史回顾与未来发展

著　　者／北京健康城市建设促进会

出 版 人／王利民
组稿编辑／曹义恒
责任编辑／刘同辉　王京美　吕霞云

出　　版／社会科学文献出版社·政法传媒分社（010）59367156
　　　　　地址：北京市北三环中路甲29号院华龙大厦　邮编：100029
　　　　　网址：www.ssap.com.cn
发　　行／市场营销中心（010）59367081　59367083
印　　装／三河市尚艺印装有限公司
规　　格／开　本：787mm × 1092mm　1/16
　　　　　印　张：13　字　数：192千字
版　　次／2021 年 9 月第 1 版　2021 年 9 月第 1 次印刷
书　　号／ISBN 978 - 7 - 5201 - 8924 - 8
定　　价／89.00 元